Mahesh Khairnar

# Um pequeno manual sobre a atenuação da fluorose

**Mahesh Khairnar**

# Um pequeno manual sobre a atenuação da fluorose

**ScienciaScripts**

**Imprint**

Any brand names and product names mentioned in this book are subject to trademark, brand or patent protection and are trademarks or registered trademarks of their respective holders. The use of brand names, product names, common names, trade names, product descriptions etc. even without a particular marking in this work is in no way to be construed to mean that such names may be regarded as unrestricted in respect of trademark and brand protection legislation and could thus be used by anyone.

Cover image: www.ingimage.com

This book is a translation from the original published under ISBN 978-3-659-82716-7.

Publisher:
Sciencia Scripts
is a trademark of
Dodo Books Indian Ocean Ltd. and OmniScriptum S.R.L publishing group

120 High Road, East Finchley, London, N2 9ED, United Kingdom
Str. Armeneasca 28/1, office 1, Chisinau MD-2012, Republic of Moldova, Europe
Printed at: see last page
ISBN: 978-620-3-56669-7

# ÍNDICE

# FLUORETO - INTRODUÇÃO

O fluoreto é a forma iónica do flúor, um halogéneo, o elemento mais eletronegativo e altamente reativo da tabela periódica. É omnipresente na natureza. Consequentemente, não existe no estado elementar na natureza. O flúor no ambiente encontra-se, portanto, sob a forma de fluoreto que, em conjunto, representa cerca de 0,06-0,09 por cento da crosta terrestre. A abundância média na crosta é de 300 mg/kg.[1] O flúor forma numerosos sais inorgânicos e também ocorre em inúmeros compostos orgânicos, substituindo o hidrogénio.

## Biodisponibilidade do flúor:

O flúor elementar quase nunca ocorre na natureza, mas os fluoretos estão amplamente distribuídos na crosta terrestre. Os fluoretos encontram-se em níveis significativos numa grande variedade de minerais, incluindo o espatoflúor, o fosfato de rocha, a criolite, a apatite, a mica, a hornblenda e outros. A fluorite ($CaF_2$) é um mineral fluoretado comum de baixa solubilidade que ocorre tanto em rochas ígneas como sedimentares. O fluoreto está normalmente associado à atividade vulcânica e aos gases fumarólicos. Devido à atividade vulcânica, o fluoreto está disponível em todo o lado. Os minerais de importância comercial incluem a criolita e os fosfatos de rocha.[1] A aplicação comercial da criolita está confinada principalmente à metalurgia do alumínio, onde é utilizada como eletrólito na redução da alumina a alumínio metálico. Outras utilizações metalúrgicas da criolite são na aluminização do aço, na composição de revestimentos de varas de soldadura e como fundentes.[2]

Os fluoretos estão amplamente distribuídos na atmosfera, tendo origem nas poeiras dos solos que contêm fluoretos, nos resíduos industriais gasosos, na combustão do carvão e nos gases emitidos pelas actividades vulcânicas.[3] Nas zonas povoadas, o fumo do carvão é considerado como um dos principais contribuintes para os fluoretos atmosféricos.[4] A distribuição e a deposição de fluoretos no ar dependem da intensidade da emissão, das condições meteorológicas, da dimensão das partículas e da reatividade química. Em áreas não situadas na vizinhança direta de fontes de emissão, as concentrações médias de fluoreto no ar ambiente são geralmente inferiores a $0,1 \mu g/m^3$. Os níveis podem ser ligeiramente mais elevados em zonas urbanas do que em zonas rurais devido à industrialização; no entanto, mesmo na proximidade de fontes de emissão, os níveis de fluoreto em suspensão no ar não excedem geralmente 2-3 µg/m$^3$ .()[5]

Devido à presença universal de fluoretos na crosta terrestre, todas as fontes de água contêm fluoretos em concentrações variáveis. A água do mar contém mais fluoreto do que a água doce, com concentrações que variam entre 1,2 e 1,5 mg/litro. Os rios e os lagos apresentam geralmente concentrações inferiores a 0,5 mg/l. Nas águas subterrâneas, no entanto, a concentração de fluoreto varia consoante a natureza das rochas e a ocorrência de minerais com fluoreto. Os níveis de fluoreto nas águas de superfície variam consoante a localização e a proximidade das fontes de emissão. As concentrações nas águas de superfície variam geralmente entre 0,01 e 0,3 mg/litro.[6]

Os organismos aquáticos absorvem fluoretos diretamente da água ou, em menor grau, através dos alimentos e tendem a acumular fluoreto no seu exoesqueleto ou tecido ósseo. Os níveis de flúor nos animais e plantas terrestres são mais elevados na proximidade de fontes de emissão de flúor naturais e humanas.[6]

A maior parte do fluoreto no solo é insolúvel e, portanto, menos disponível para as plantas. Mas o flúor que está presente na solução do solo é absorvido pela raiz e acumula-se nas folhas. Praticamente todos os géneros alimentícios contêm quantidades vestigiais de fluoreto. Níveis elevados estão presentes no peixe e nas folhas de chá.[6]

## Fontes adicionais:

Os produtos dentários, como pastas de dentes, elixires e suplementos de flúor, foram identificados como fontes significativas de flúor. As pastas dentífricas para adultos disponíveis no mercado contêm geralmente fluoreto em concentrações que variam entre 1000 e 1500 µg/g, enquanto as destinadas a crianças contêm 250 a 500 µg. A concentração de flúor nos enxaguatórios bucais varia consoante a frequência de utilização recomendada, de 230 a 1000 mg/litro.[6]

## Exposição humana aos fluoretos:

A exposição individual ao flúor é altamente variável, dependendo dos níveis de flúor nos géneros alimentícios, na água potável, nas preparações dentárias fluoretadas e, em certos casos, nos níveis de flúor no ar interior.

Para os adultos, o consumo de géneros alimentícios e de água potável é a principal via de exposição ao flúor. Os bebés alimentados com fórmulas recebem 50100 vezes mais flúor do que os bebés alimentados exclusivamente com leite materno. A ingestão de pasta de dentes por crianças pequenas contribui significativamente para a sua ingestão total de fluoreto. Em geral, estima-se que a ingestão de flúor por crianças e adolescentes não exceda cerca de 2 mg/dia. Embora os adultos possam ter uma ingestão diária absoluta de flúor mais elevada em miligramas, a ingestão diária de flúor das crianças, expressa numa base de miligramas por quilograma de peso corporal, pode exceder a dos adultos. Em áreas geológicas ricas em fluoreto, a água potável obtida de poços subterrâneos pode ser a principal fonte, levando a uma ingestão estimada de fluoretos em adultos de até 27 mg/dia.[6]

A inalação de fluoreto em suspensão no ar não contribui geralmente muito para a ingestão total desta substância, exceto em zonas do mundo em que o carvão rico em fluoreto é utilizado em fogos abertos para aquecimento e cozinha ou onde são utilizados certos conservantes de madeira.

Os trabalhadores da indústria de processamento de alumínio, minério de ferro ou minério de fosfato podem ser expostos por inalação ou contacto dérmico.[6]

## Fisiologia da Absorção, Metabolismo e Excreção:[6]

Quando os fluoretos são ingeridos por humanos ou animais de laboratório, são absorvidos no estômago e/ou no intestino. O fluoreto dos fluoretos solúveis é quase completamente absorvido (como HF ou F-, dependendo da acidez do estômago). No entanto, quando o fluoreto está ligado ao alumínio, cálcio, etc., a sua libertação e subsequente absorção podem ser reduzidas porque esta combinação é menos solúvel. Quando os fluoretos em forma gasosa ou particulada são inalados pelo trato respiratório, são parcial ou totalmente absorvidos, dependendo da sua solubilidade ou do tamanho das partículas que contêm fluoreto.

O flúor é então rapidamente distribuído nos tecidos. Nos seres humanos e nos animais de laboratório, os fluoretos acumulam-se principalmente nos ossos e nos dentes, que retêm cerca de 99% da carga corporal total de fluoreto.

O flúor é eliminado do organismo principalmente através da urina. Os bebés retêm 80 a 90% do flúor ingerido, enquanto os adultos retêm aproximadamente 60%. No entanto, o equilíbrio de flúor no organismo (ou seja, a diferença entre a quantidade de flúor ingerida e a quantidade excretada) pode ser positivo ou negativo. Este equilíbrio fisiológico é determinado pela exposição anterior ao flúor, pelo grau de acumulação no osso, pela taxa a que é libertado do osso e pela eficiência dos rins na excreção do flúor. Quando a ingestão de flúor é baixa, a excreção através da urina pode exceder a ingestão.[6]

O flúor tem efeitos positivos e negativos na saúde humana, mas existe um intervalo estreito entre as doses que estão associadas a estes efeitos. A exposição a todas as fontes de fluoreto, incluindo a água potável e os géneros alimentícios, é importante.

# CINTA DE FLUORIDE

Um dos problemas de saúde ambiental relacionados com os processos geogénicos é o excesso de fluoreto nas águas subterrâneas. A sua ingestão através de produtos de consumo e agrícolas conduz à fluorose dentária e esquelética.

**O Quadro 1** apresenta uma descrição pormenorizada da concentração de fluoreto nas águas subterrâneas e das suas fontes em várias regiões do mundo.

## Quadro 1: Concentração de fluoreto nas águas subterrâneas e suas fontes em várias partes do mundo [7]

| País | Fonte | Gama geral de concentração de fluoreto nas águas subterrâneas | Referência |
|---|---|---|---|
| Argélia | Minerais fluorados | 0,4 - 2,3 mg/l | Messaïtfa, (2008) |
| Austrália | Atmosférico | Até 0,69 mg/l | Petrides e Cartwright, (2006) |
| Brasil | Emissões da produção de fertilizantes fosfatados | 0,1 - 4,79 mg/l | Mirlean e Roisenberg, (2007) |
| Canadá | Rocha rica em fluoreto | Até 15,1 mg/l | Desbarats, (2009) |
| China, Bacia de Taiyuan | Dissolução dos minerais de flúor e evaporação | >2 mg/1 | Li et al., (2009) |
| China | Minerais e rochas ricos em flúor | 2,5 a 10,3 mg/l | Genxu e Guodong, (2001) |
| País | Fonte | Gama geral de concentração de fluoreto nas águas subterrâneas | Referência |
| China, Mongólia | Fluorite de sedimentos do Holocénico | 2,3 a 9,8 mg/l | Zheng et al., (2006) |
| China, Bacia de Taiyuan | Calcário | Até 6,20 mg/l | Guo et al., (2007) |
| Estónia | Aquífero carbonáceo do Siluriano-Ordovícico | 0,01 a 7,2 mg/l | Indermitte et al., (2009) |

| Etiópia | Caraterísticas geoquímicas | 0,01 a 13 mg/l | Tekle- Haimanot et al., (2006) |
|---|---|---|---|
| Gana, | Bacia do Keta Intemperismo mineral | 0 a 282,29 mg/l | Yidana et al., (2010) |
| Gana | Granito hornblenda de grão grosseiro e sienito do Bongo enriquecido em flúor | 0,11 a 4,60 mg/l | Apambire et al., (1997) |
| Irão | Dolomite e calcário, bem como gesso | 0,7 a 6,6 mg/l | Looie e Moore, (2010) |
| Irão, Isfahan | Anfibólio e minerais do grupo das micas em rochas metamórficas e graníticas | 0,2 a 9,2 mg/l | Arzi et al., (2010) |
| **País** | **Fonte** | **Gama geral de concentração de fluoreto nas águas subterrâneas** | **Referência** |
| Irão, Maku | Rochas basálticas | 0,30 a 5,96 mg/l | Moghaddam e Fijani, (2008) |
| Jordânia | Fluorite e calcite Solubilidade | 0,009 a 0,055 mg/l | Rukah e Alsokhny, (2004) |
| Quénia | Atividade vulcânica e meteorização química | 0,1 a 25 mg/l | Gaciri e Davies, (1993) |
| Coreia, Gimcheon | Pegmatite | Até 2,15 mg/l | Kim et al., (2010) |
| Coreia | Rochas graníticas | > 5 mg/l | Kim e Jeong, (2005) |
| Malawi | Caraterísticas geológicas e químicas do aquífero | 1,65 a 7,5 mg/l | Sajidu et al., (2008) |
| Malawi, Lilongwe | Intemperísmo de rochas contendo | 0,5 a 6,98 mg/l | Msonda et al., (2007) |

| País | Fonte | Gama geral de concentração de fluoreto nas águas subterrâneas | Referência |
| --- | --- | --- | --- |
| | biotite, dissolução de hornblenda, fluorite e anfibólio | | |
| México, Sonora | Fluxos regionais profundos, processos de aquecimento e dissoluções de fluorite em rochas graníticas | 0,53 a 7,59 mg/l | Valenzuela-Va'squez et al., (2006) |
| **País** | **Fonte** | **Gama geral de concentração de fluoreto nas águas subterrâneas** | **Referência** |
| México, San Luis | Fluorite da bacia de Potosí | 2,10 a 3,65 mg/l | Carrillo-Rivera et al., (2002) |
| Noruega | Litológico | Até 8,26 mg/l | Banks et al., (1998) |
| Paquistão, Punjab | Fertilizantes fosfatados e combustão de carvão | 0,11 a 22,8 mg/l | Farooqi et al., (2007) |
| Paquistão, deserto de Thar | Rochas graníticas | 1,13 a 7,85 mg/l | Naseem et al., (2010) |
| Polónia | Antropogénico | 0,3 a 2,45 mg/l | Czarnowski et al., (1996) |
| Arábia Saudita | - | 0,42 a 1,8 mg/l | Alabduláaly, (1997) |
| Sri Lanka 0,01 a | Gnaisse granítico | 4,34 mg/l | Young et al., (2010) |
| Turquia | Fluorite em calcário | 1,5 a 13,7 mg/l | Oruc, (2008) |
| EUA, Wisconsin | Rochas ígneas félsicas e rochas metamórficas equivalentes | 0,01 a 7,60 mg/l | Ozsvath, (2006) |
| EUA, Carolina do Sul | Fluoroapatite criptocristalina | > 3,5 mg/l | Relatório da Carolina do Sul sobre a qualidade da água redonda no ambiente, |

| | | | (2003) |
| --- | --- | --- | --- |

## Prevalência da fluorose a nível mundial:

A fluorose é um importante problema de saúde pública em 24 países, incluindo a Índia, que se situa na cintura geográfica de fluoretos que se estende da Turquia à China e ao Japão, passando pelo Iraque, Irão e Afeganistão.[8] A fluorose dentária endémica é predominante em áreas onde a água potável contém níveis elevados de fluoreto, o que se verifica na maior parte de África e da Ásia. É extremamente difícil dizer exatamente quantas pessoas são afectadas, mas uma estimativa aproximada seria de cerca de 100 milhões, em todo o mundo. No entanto, foram registadas concentrações tão elevadas como 95 ppm na Tanzânia e a maior concentração natural de fluoreto na água alguma vez encontrada foi no Lago Nakuru, no Vale do Rift, no Quénia, com 2800 ppm. O solo na margem do lago continha até 5600 ppm e o pó nas cabanas dos habitantes locais continha 150 ppm.[3]

A cintura geográfica endémica estende-se de:

A Turquia, através da Síria, Jordânia, Egito, Líbia e Argélia, até Marrocos, e do Egito e Sudão, através do vale do Rift, até ao Quénia, Tanzânia, Moçambique e África do Sul. Outra faixa estende-se da Turquia, através do Irão, Iraque e Afeganistão, até à Índia, Norte da Tailândia, China e Japão.

Na América, uma faixa semelhante estende-se desde os EUA (Texas, Novo México). México e América Central ao longo do sopé dos Andes até ao norte do Chile e da Argentina.

## Prevalência de fluoreto na Índia:

A fluorose endémica resultante da elevada concentração de fluoreto nas águas subterrâneas é um problema de saúde pública na Índia. Dos 85 milhões de toneladas de depósitos de fluoreto na crosta terrestre, 12 milhões encontram-se na Índia.

Por conseguinte, é natural que a contaminação por flúor seja generalizada, intensa e alarmante na Índia. A fluorose endémica prevalece na Índia desde 1937.[9] Mais de 90% da população rural utiliza água subterrânea para fins domésticos. Um estudo efectuado pelo Central Ground Water Board, Governo da Índia, indicou que mais de 60 milhões de pessoas bebem água com mais do que o limite permitido de 1,5 ppm de fluoreto.[10]

Os dados disponíveis sugerem que mais de 15 Estados da Índia são endémicos em termos de fluorose (nível de fluoreto na água potável >1,5 mg/l) e que cerca de 62 milhões de pessoas na Índia sofrem de fluorose dentária, esquelética e não esquelética.[9] A água potável continua a ser a única e principal fonte de ingestão elevada de fluoreto na Índia. Os estados mais gravemente afectados foram Andhra Pradesh, Punjab, Haryana, Rajasthan, Gujarat, Uttar Pradesh, Bihar, Tamil Nadu, Kerala, Karnataka e Maharashtra.[9] A distribuição é a seguinte:

1. 50-100% dos distritos são afectados - Andhra Pradesh, Tamil Nadu, Uttar Pradesh, Gujarat, Rajasthan

2. 30-50% dos distritos são afectados - Bihar, Haryana, Karnataka, Maharashtra, Madhya Pradesh, Punjab, Orissa, Bengala Ocidental

3. < 30 % dos distritos são afectados - J & K, Deli, Kerala

A prevalência da fluorose dentária e esquelética na Índia, em termos de área ou de estado, é apresentada nos **quadros 2 e 3.**

# Quadro 2: Prevalência (%) de fluorose dentária em diferentes partes da Índia, por grupos etários [7]

| Estado/Área | Grupo etário (anos) | Prevalência (%) | Autores |
|---|---|---|---|
| Cuddalore, TN | 5-12 | 31.4 % | Sarvanan et.al. Indian J Community Med. 2008; 33(3): 146-150. |
| Alapuzzha, kerala | 10-17 | 35.6 | Gopalakrishnan et.al. Natl Med J India. 1999; 12(3):99-103. |
| Vadodara, Gujrat | Adultos | 39.2-59.3 | Kotecha et al. Indian J Med Res. 2012 junho; 135(6): 873877. |
| Davangere, Karnataka | 12-15 | 13-100 | Chandrasekhar e Anuradha. Int Dent J. 2004; 54(5):235-9. |
| Jhajjar, Haryana | 7-15 | 30-94.9 | Yadav et al. Environ Geochem Health. 2009; 31(4):431-8. |
| Birbhum, Bengala Ocidental | Adultos | 61-66.7 | Majumdhar. Indian J Public Health 2011; 55:303-8. |
| Punjab | 5-60 | 91.1 | Shashi e Bhardwaj. Biosci Biotech Res Comm. 2011; 2:155-163. |
| Nalgonda, A.P. | 12-15 | 71.5 | Shekar et al. Indian J Public Health. 2012; 56(2):122-8. |
| Durg, Chattisgarh | Adultos | 8.2 | Pandey. Trop Doct. 2010; 40(4):217-9. |
| Dungarpur, Rajastão | Todas as idades | 39.2-71.2 | Choubisa et al. J Environ Sci Eng. 2010; 52(3):199-204. |
| Palamau Jharkhand | Crianças | 83.2 | Srikanth et al. Relatório de investigação Fluoride. 2008; 41(3)206-211. |
| Assam | Todas as idades | 31.3 | Chakraborti et al. Current Science. 2000; 78(12):1421- 1423. |
| Estado/Área | Grupo etário (anos) | Prevalência (%) | Autores |
| Uttar Pradesh | Todas as idades | 28.6 | Srivastava et al. Int J Oral & Maxillofacial Pathology; 2011:2(2):7-12. |
| Kareka, Shivpuri M.P. | 13-50 | 86.6 | Saksena e Narwaria. Int j Environ Sci. 2012; 3(3). |
| Nalgonda, A.P. | Adultos | 30.6 | Nirgude et al. Indian J Public Health. 2010;54(4):194-6. |

# Quadro 3: Prevalência (%) de fluorose esquelética em diferentes partes da Índia, por grupos etários

| Zona/ Estado | Grupos etários (anos) | Prevalência (%) | Autores |
|---|---|---|---|
| Nalgonda, A. P. | Todas as idades | 24.9 | Nirgude et al. Indian J Public Health. 2010 Oct-Dec; 54(4):194-6. |
| Durg, Chattisgarh | Adultos | 6.3-38.1 | Pandey. Trop Doct. 2010; 40(4):217-9. |
| Dungarpur e Udaipur Rajasthan | Todas as idades | 12-27.6 | Choubisa et al. J Environ Sci Eng. 2010; 52(3):199-204. |
| Bihar, Índia | 1-5 | 20 | Khandare et al. Calcif Tissue Int. 2005; 76(6):412-8. |
| Palamau, Jharkhand | Adultos | 47.4 | Srikanth et al. Relatório de investigação Fluoride. 2008; 41(3)206-211. |
| Kareka M.P. | 13-50 | 39.2 | Saksena e Narwaria. Int J Environ Sci. 2012; 3(3). |

# FLUORETOS E CÁRIES DENTÁRIAS

Desde os anos 60 que a cárie é entendida como uma doença multifatorial, causada por uma interação complexa entre bactérias, dieta e o próprio hospedeiro. A cárie dentária só pode ocorrer se estiver presente um fator necessário, ou seja, a acumulação de biofilme nos dentes. Mas a presença de biofilme não é suficiente para que a doença se desenvolva; os hidratos de carbono fermentáveis também têm de estar presentes para que o ácido possa ser produzido no ambiente restrito do biofilme, induzindo a perda de minerais da estrutura dentária subjacente. A exposição ao açúcar pode, assim, ser considerada um fator determinante na doença da cárie dentária, especialmente se ocorrer com uma frequência elevada.[11]

Outros factores determinantes no desenvolvimento da doença são a saliva e o flúor. Ambos têm efeitos positivos significativos na redução da perda de minerais. A saliva actua quer eliminando os substratos fermentáveis e os ácidos, quer tamponando-os; enquanto o flúor aumenta a precipitação de minerais nos dentes. O flúor só pode exercer o seu efeito se estiver livre, solúvel no ambiente oral aquoso (fluido do biofilme ou saliva). O flúor induz fisico-quimicamente a precipitação de minerais na estrutura dentária sob a forma de fluorapatite.[11]

Os benefícios do flúor na redução da cárie dentária são conhecidos há anos. O mecanismo pelo qual o flúor aumenta a resistência à cárie é o seguinte:
O flúor disponível na forma iónica na cavidade oral é capaz de contrabalançar as perdas minerais causadas pela produção de ácido no biofilme, induzindo a precipitação da fase mineral menos solúvel fluorapatite na estrutura dentária. Quando o flúor está presente em concentrações tão baixas como 1 µM (aproximadamente 0,02 ppm F), os fluidos orais (saliva, fluido da placa bacteriana) são supersaturados em relação à fase mineral fluorapatite. Assim, mesmo quando disponível em concentrações muito baixas na boca, o flúor pode induzir a

precipitação de minerais nos dentes.[11] O flúor também reduz a taxa de incidência de cáries ao aumentar a taxa de remineralização de lesões incipientes que são reconhecidas como uma fase inicial da cárie dentária.[12]

Além disso, o flúor tem a capacidade de aumentar a taxa de mineralização de áreas hipomineralizadas. Os dentes recém-erupcionados têm frequentemente áreas hipomineralizadas que são propensas a cáries dentárias. O flúor aumenta a taxa de mineralização ou maturação pós-eruptiva dessas áreas.[13]

Pensa-se também que tem um efeito inibitório nos processos enzimáticos bacterianos envolvidos no metabolismo dos hidratos de carbono. Os iões fluoreto interferem e inibem a atividade da enzima glicolítica (Enolase) e o gradiente de protões na célula bacteriana. Assim, o flúor inibe eficazmente o metabolismo dos hidratos de carbono das bactérias orais acidogénicas.[14]

Atualmente, está bem estabelecido que a utilização prolongada de flúor aos níveis recomendados não produz quaisquer efeitos fisiológicos nocivos nos seres humanos. No entanto, existem limites seguros para o flúor para além dos quais podem ocorrer efeitos nocivos.

# O FLÚOR COMO FACA DE DOIS GUMES

O comportamento dos iões fluoreto no organismo humano é um exemplo clássico de faca de dois gumes. Como muitos outros nutrientes e substâncias, o flúor é benéfico em pequenas quantidades, mas tóxico em grandes quantidades. Por um lado, a suplementação diária com fluoreto é, sem dúvida, um importante fator de prevenção na proteção dos dentes contra as cáries e, como importante estímulo mitogénico para os osteoblastos, pode aumentar a deposição mineral no osso; mas, por outro lado, o fluoreto, acima de uma concentração limite, demonstrou ser tóxico. O consumo excessivo de fluoretos em várias formas conduz a alguns efeitos deletérios em diferentes tecidos do corpo, como os dentes, os ossos e os tecidos moles.[15]

A ingestão de quantidades excessivas de flúor (geralmente 2 ppm) durante o período de desenvolvimento dos dentes, normalmente desde o nascimento até aproximadamente 6-8 anos de idade, resulta em fluorose dentária, enquanto a ingestão de quantidades extremamente elevadas de flúor (8ppm) resulta em fluorose esquelética.

## Toxicidade do flúor:

Os efeitos tóxicos do flúor podem ser classificados como **agudos**, devido à ingestão única de uma grande quantidade de flúor, ou **crónicos**, devido à ingestão a longo prazo de pequenas quantidades de flúor.

### 1. Toxicidade aguda: [16,17]

A toxicidade aguda do flúor resulta da ingestão rápida e excessiva de flúor de uma só vez. A ingestão de uma dose aguda fatal de fluoreto é muito rara. A velocidade e a gravidade das reacções dependem da quantidade de fluoreto ingerida e do peso e idade do indivíduo.

A ingestão de 2,5 a 5,0 g de fluoreto por um adulto provoca uma morte bastante desagradável no espaço de 2 a 4 horas, se não forem prestados imediatamente os primeiros socorros.

Hodge e Smith (1965) concluíram que a "dose certamente letal" ou CLD para o fluoreto é de 32 a 64 mg F/kg. Withford propôs que a dose potencialmente tolerada é de 5 mg/ kg de peso corporal. Hodge e Smith (1965) propuseram que uma dose de fluoreto tolerada com segurança é de 8 mg/kg de peso corporal, o que corresponde a 1/4 da CLD.

**-I- Mecanismo de toxicidade: ( )[16]**

• Após a ingestão de fluoreto, o trato gastrointestinal é o sistema orgânico mais precoce e mais frequentemente afetado . O flúor ingerido pode formar ácido fluorídrico no estômago, o que provoca irritação gastrointestinal ou efeitos corrosivos.

• Uma vez absorvido, o flúor liga-se aos iões de cálcio e pode levar à hipocalcemia. O flúor tem também efeitos citotóxicos diretos e interfere com uma série de sistemas enzimáticos: perturba a atividade oxidativa fosforilação, glicólise, coagulação e neurotransmissão (por ligação ao cálcio).

• O fluoreto inibe a $Na/K^{++}$-ATPase, o que pode levar a hipercalemia por libertação extracelular de potássio. O fluoreto inibe a acetilcolinesterase, que pode ser parcialmente responsável pela hipersalivação, vómitos e diarreia (sinais colinérgicos). As convulsões podem resultar tanto da hipomagnesemia como da hipocalcemia.

• A toxicidade grave do flúor resulta em falência de múltiplos órgãos. Pode também ocorrer depressão vasomotora central, bem como cardiotoxicidade direta. A morte resulta normalmente de paralisia respiratória, disritmia ou insuficiência cardíaca.

**-I- Sinais e sintomas:**

Os sinais e sintomas de envenenamento agudo por fluoreto baseiam-se principalmente no relatório de envenenamento por fluoreto no Alasca (nos EUA). 1992). 150 ppm de fluoreto foram libertados da fonte de água potável e resultaram em 269 envenenamentos e 1 morte em Hooper Bay, Alasca, em 1990.

As primeiras manifestações devem-se a uma ação local no tubo digestivo:

1. Náuseas
2. Vómitos
3. Diarreia

Sintomas devidos à absorção:

1. Sinais gerais e locais de tetania muscular
2. Cólicas abdominais dolorosas
3. Espasmos graves nos membros

Limitadamente,

1. Coma
2. Convulsões
3. Arritmias cardíacas
4. A morte ocorre dentro de 2-4 horas

## 2. Toxicidade crónica: [18]

Quando uma quantidade excessiva de flúor é ingerida durante um longo período de tempo, conduz a uma doença temível e incapacitante conhecida como Fluorose. A manifestação da intoxicação crónica por flúor depende da taxa de ingestão, da duração da exposição e da idade do indivíduo.

Tem sido descrito como um veneno lento para os organismos da comunidade. O flúor tem uma afinidade marcada com os dentes e os ossos, pelo que a fluorose é o resultado de uma deposição anormal de flúor nos tecidos duros.

## História da fluorose:

A ocorrência invariável de fluoreto no corpo humano, nos ossos, dentes e tecidos moles foi registada pela primeira vez por Sir Gay Lussac há cerca de 160 anos, mas o teor de fluoreto nos dentes foi investigado pela primeira vez por Ehrhardt, um cientista alemão, em 1847. Em 1892, Sir James Crichton Browne salientou a importância do fornecimento de flúor durante o desenvolvimento dos dentes e a consequência da sua deficiência na produção de "esmalte inferior".()[19] A história da fluorose dentária pode ser dividida em três períodos distintos. O primeiro período é de 1901-1933. Em 1901, J. M. Eager observou uma condição em habitantes de certas aldeias perto de Nápoles. Os dentes afectados por esta doença eram conhecidos como dentes "Denti di Chiaie". Pensou-se que os vapores vulcânicos ou as emissões de fogo subterrâneo eram responsáveis por esta doença. 14 anos mais tarde, a mesma condição foi novamente observada no condado de El Paso, Colorado. O Dr. Fredrick McKay notou um defeito de desenvolvimento do esmalte associado a manchas permanentes nos dentes de muitos dos seus pacientes. Estas manchas eram conhecidas pelos habitantes locais como "manchas do Colorado". Este defeito foi mais tarde identificado como "esmalte mosqueado" ou, mais especificamente, fluorose crónica endémica do esmalte.[19]

Em 1925, verificou-se que as crianças de Oakley, Idaho, que foram educadas com água quente de nascente, apresentavam mais manchas no esmalte do que as que foram educadas com água pouco profunda. Em 1928, foi observada uma incidência excecionalmente elevada de mosqueados em Bauxite, Arkansas. Em 1931, com a descoberta do flúor como agente etiológico do mosqueado do esmalte, o principal interesse na relação dos fluoretos com os dentes mudou para a associação entre fluoretos e cáries dentárias.[20]

O segundo período, de 1933-1945, consistiu nos estudos epidemiológicos clássicos de Trendley H. Dean. Este centrou-se na relação entre a concentração de fluoreto na água potável, a fluorose do esmalte e a cárie dentária. Mais tarde, considerando os benefícios preventivos alcançados pelo flúor e os riscos de fluorose dentária, os limites da fluoretação óptima foram fixados entre 0,7 e 1,2 ppm de flúor na água potável (Richards et al 1967).[20]

O terceiro período, designado por Frank McClure como o "momento da verdade na história da fluoretação", teve início a 25 de janeiro de 1945, até à data, quando Grand Rapids, Michigan, EUA, se tornou a primeira cidade do mundo a ajustar a concentração de fluoreto na água para um nível que se espera que promova a saúde dentária.[20]

## Tipos de fluorose:

1.    Fluorose dentária

2.    Fluorose esquelética

3.    Fluorose não esquelética

### 1. Fluorose dentária: [19,21,22]

A fluorose dentária é uma condição que resulta da ingestão de quantidades excessivas de flúor (1,5-2 ppm) durante o período de desenvolvimento dos dentes, normalmente desde o nascimento até aproximadamente aos 6-8 anos de idade. Está relacionada com a incorporação excessiva de flúor no esmalte dentário e na dentina, o que impede a maturação normal do esmalte. A fluorose dentária ocorre durante o período de formação do esmalte. A exposição a níveis excessivos de fluoreto após o desenvolvimento dos dentes parece ter pouca influência na extensão da fluorose. A gravidade desta condição varia de muito ligeira a grave, dependendo da extensão da exposição ao flúor durante o período de desenvolvimento dos dentes. A fluorose dentária ligeira é normalmente caracterizada pelo aparecimento de pequenas manchas brancas opacas nos dentes. **(Figura 1)** Em estádios avançados de fluorose dentária, os dentes apresentam manchas castanhas a pretas, seguidas de picadas nas superfícies dos dentes. Por vezes, o esmalte parte-se facilmente devido à sua fragilidade. **(Figura 2)**

As opacidades de fluoreto ocorrem simetricamente e, exceto em casos graves em que todos os dentes são normalmente afectados, encontram-se sobretudo nos pré-molares, menos nos incisivos superiores e segundos molares e menos em todos os primeiros molares e incisivos inferiores.

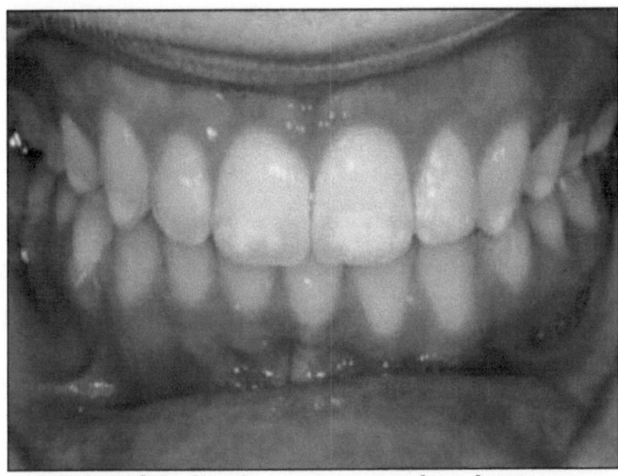

**Figura 1: Fluorose dentária ligeira com manchas brancas na superfície do dente**

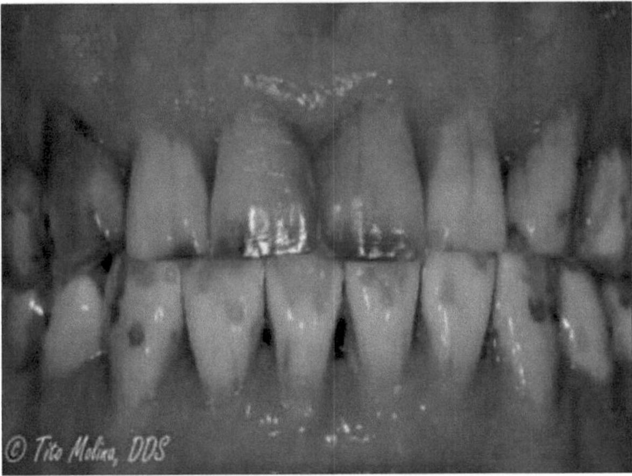


**Figura 2: Fluorose dentária grave com coloração castanha e picadas**

## 2. Fluorose esquelética: [21,22,23]

A                                    fluorose esquelética é uma doença          óssea causada
pelo excesso de
consumo de fluoreto. A exposição a níveis muito elevados de flúor durante um
período prolongado de tempo resulta em   fluorose   aguda   a   crónica   do
esqueleto                     . A
A ingestão diária contínua de 2,5 mg de fluoreto durante mais de 6 meses deposita
4000-6000 mg/kg de fluoreto e provoca alterações radiológicas detectáveis de
fluorose. Quando uma concentração de 10 mg/l é excedida na água potável, pode
ocorrer fluorose incapacitante e levar a uma incapacidade permanente.

## 4- Fases da fluorose esquelética:

**Fase pré-clínica:** O doente não sente sintomas mas ocorrem alterações no
organismo. Ocorrem anomalias bioquímicas no sangue e na composição óssea.
Podem ser observadas alterações histológicas no osso em biopsias.

**Fase clínica inicial:** A dor pode ser sentida nos ossos e nas articulações. Sensação
de ardor, picadas e formigueiro nos membros; fraqueza muscular, fadiga crónica;
Alterações na pélvis e na coluna vertebral podem ser detectadas através de
radiografias.

**Segunda fase clínica:** Dor constante nos ossos; os ligamentos começam a
calcificar. Pode ocorrer osteoporose nos ossos longos e observam-se os primeiros
sintomas de osteosclerose. Podem aparecer esporões ósseos nos ossos dos
membros, especialmente à volta do joelho, do cotovelo e na superfície da tíbia e do
cúbito.

**Fluorose esquelética avançada (Fluorose esquelética incapacitante):** As
extremidades tornam-se fracas e é difícil mover as articulações. As vértebras
fundem-se parcialmente.

## 3. Fluorose não esquelética: [24]

Este tipo de fluorose é frequentemente ignorado devido à noção errada prevalecente
de que o flúor afecta apenas os ossos e os dentes. A fluorose não esquelética pode
levar a problemas gastrointestinais e a perturbações neurológicas.

## 4. Manifestações neurológicas:

•        Nervosismo e depressão

- Sensação de formigueiro nos dedos das mãos e dos pés
- Sede excessiva e tendência para urinar frequentemente
- O controlo pelo cérebro parece ser afetado negativamente

**4- Fraqueza e rigidez muscular:**

- Dor nos músculos
- Perda de força muscular

**4- Manifestações alérgicas:**

- Erupções cutâneas muito dolorosas, que são inflamações perivasculares. Frequente em mulheres e crianças
- Aparecem na pele manchas vermelho-rosadas ou vermelho-azuladas, redondas ou ovais, que desaparecem e desaparecem no prazo de 7 a 10 dias

**-I- Problemas gastro-intestinais:**

- Dor abdominal aguda
- Diarreia
- Prisão de ventre
- Sangue nas fezes
- Sensibilidade no estômago
- Sensação de náusea
- Feridas na boca

**4- Manifestações do trato urinário**

- A urina pode ter um volume muito menor
- Cor amarela/vermelha
- Comichão na região da axila

## Mecanismo de envenenamento por fluoreto: [25]

Assim que o flúor entra no corpo, quer através dos vasos sanguíneos da boca, quer através da via gastrointestinal, atinge vários órgãos e tecidos do corpo. O flúor, sendo um elemento eletronegativo e tendo uma carga negativa, é atraído por iões de carga positiva como o cálcio ($Ca^{++}$). Os ossos e os dentes, que possuem a maior quantidade de cálcio no organismo, atraem a quantidade máxima de flúor, que se deposita sob a forma de cristais de fluoroapatite de cálcio. Ao mesmo tempo, perde-se alguma quantidade de cálcio não ligado em determinadas áreas dos ossos e dos dentes.

Quando a deposição de fluoroapatite de cálcio tem lugar no osso, a densidade e a massa óssea aumentam. Na coluna vertebral, as perfurações através das quais passam os nervos e os vasos sanguíneos são contraídas, o que leva a uma pressão excessiva sobre os nervos e a pressão sanguínea, culminando em paralisia e dores excruciantes.

## Deteção precoce da fluorose: [26]
### 1. Procedimentos de diagnóstico hospitalares: [26]

As seguintes queixas dos doentes devem alertar o médico para considerar a toxicidade do flúor como uma das possíveis razões para as queixas de saúde.

• As dores nas articulações, nomeadamente no pescoço, costas, anca, ombro e joelho, sem sinais visíveis de acumulação de líquido sinovial, podem ser devidas à toxicidade do flúor.

• A dispepsia não ulcerosa, ou seja, náuseas, vómitos, dor no estômago, sensação de inchaço/formação de gás no estômago, obstipação seguida de diarreia, pode ser devida à toxicidade do flúor.

• A poliúria (tendência para urinar mais frequentemente) e a polidipsia (sede excessiva), se detectadas, podem ser devidas à toxicidade do flúor.

• Fraqueza muscular, fadiga, anemia com nível de hemoglobina muito baixo podem ser devidos à toxicidade do flúor.

• As queixas de abortos repetidos/partos mortos no caso de pacientes provenientes de uma zona endémica podem ser devidas à toxicidade do flúor.

• Qualquer perda de brilho ou descoloração da superfície do esmalte na fila da frente dos dentes do doente, que se observe afastada das gengivas e que apareça como estrias ou manchas horizontais, pode invariavelmente dever-se à Fluorose

Dentária. Esta é uma pista importante para o acompanhamento dos membros da família, uma vez que podem estar a beber água contaminada com flúor.

Tendo em conta as informações fornecidas, os testes que devem ser efectuados para confirmar o diagnóstico de Fluorose Esquelética são

• **Níveis de fluoreto no sangue (soro), na urina e na água potável:** As amostras de sangue, urina e água potável são recolhidas em frascos de plástico e não de vidro. Os frascos de vidro não são adequados, uma vez que o fluoreto se ligaria à sílica do vidro e conduziria a resultados erróneos.

• **Radiografias** da região/articulação em que há queixas, nomeadamente dor, rigidez/rigidez, do antebraço para revelar calcificação da membrana intraróssea.

## 2. Procedimentos de diagnóstico no terreno: [26]

Nas zonas rurais, é necessário introduzir uma abordagem baseada no terreno. É possível testar o fluoreto da água potável ou utilizar os dados sobre o fluoreto já existentes no departamento de abastecimento de água, uma vez que o Governo disponibilizou um medidor de iões em cada distrito para testar o fluoreto na água.

Se a água potável tiver um elevado teor de flúor, deve proceder-se da seguinte forma:

- Procurar a descoloração dos dentes devido a fluorose dentária nas crianças da família.

- Efetuar um repouso físico para avaliar a existência de dores nas articulações, nomeadamente

(1)        *Teste da moeda:* Pede-se ao indivíduo que levante uma moeda do chão sem dobrar o joelho. Um indivíduo fluorótico não seria capaz de levantar a moeda sem fletir as grandes articulações da extremidade inferior.

(2)        *Teste do queixo:* Pede-se ao indivíduo que toque na parede anterior do tórax com o queixo. Se houver dor ou rigidez no pescoço, isso indica a presença de Fluorose.

(3)        *Teste de estiramento:* O indivíduo é obrigado a esticar o braço para o lado, dobrar o cotovelo e tocar na parte de trás da cabeça. Quando há dor e rigidez, não é possível alcançar o occipital, o que indica a presença de fluorose.

• Recolher os antecedentes dos membros da família para saber se têm queixas dispépticas não ulcerosas, poliúria, polidipsia e/ou fadiga.

• Para confirmar se as queixas de saúde da família são devidas ao flúor, desviar a família para uma fonte de água mais segura existente na aldeia para cozinhar e beber, e acompanhar as queixas dispépticas não ulcerosas. Se as queixas forem devidas ao flúor, desaparecerão no prazo de 10 a 15 dias após o início do consumo de água segura.

Esta é a abordagem a seguir num contexto rural/aldeias. Se a doença for confirmada como fluorose, o paciente deve ser monitorizado para melhorar a sua saúde através de intervenções.

Até agora, vimos que o flúor pode ter efeitos benéficos e prejudiciais na dentição e em várias partes do corpo. Existem várias opções de tratamento disponíveis para a fluorose.

## 1. Tratamento da toxicidade aguda: [27]

• Devem ser tomadas medidas rápidas para estimular o vómito.

• Administração imediata de antídoto para evitar a absorção, como água de cal $Ca(OH)_2$, antiácidos contendo hidróxido de alumínio ou de magnésio ou leite.

• Internamento no hospital onde:

a.    A lavagem do estômago está feita.

b.    10 ml de gluconato de Ca a 10% são administrados por via intravenosa para controlar a convulsão e os tremores musculares.

c.    São administrados soro fisiológico e glucose para evitar o choque.

d.    Manter o volume urinário elevado através de fluidos parenterais.

-1- Gestão da toxicidade aguda do flúor:

a.    Menos de 5mg/kg - deve ser administrado cálcio por via oral (de preferência leite), induzir o vómito se necessário

b.    Mais de 5mg mas menos de 15mg/kg - induzir o vómito com eméticos administrar Cálcio sob qualquer forma, internar no hospital, administração de Cálcio por via oral (leite)

c.    Mais de 15mg/kg - Internar imediatamente no hospital, induzir o vómito, iniciar a monitorização cardíaca e estar preparado para arritmia cardíaca, administrar lentamente por via intravenosa 10ml de solução de gluconato de cálcio a 10%, administrar diuréticos, medidas de apoio para o choque.

-I- Prevenção:

- A frequência pode ser reduzida se os fabricantes e os profissionais de saúde dentária informarem o público sobre determinadas medidas prudentes. Estas medidas incluem:

(1)    Supervisão parental da utilização de produtos que são utilizados pelas crianças em casa;

(2)    Ensinar as crianças desde tenra idade a expetorar os produtos; e (3) Manter os produtos fora do alcance das crianças.

- Relativamente aos próprios produtos, os fabricantes devem:

(1)     Considerar a produção de dentífricos para crianças com uma menor concentração de flúor;

(2)     Reduzir o diâmetro do orifício do tubo de pasta de dentes para utilização por crianças e encorajar a utilização de quantidades do produto do tamanho de uma ervilha (isto pode ser especialmente útil no controlo da prevalência da fluorose dentária); e

(3)     Equipar os contentores de produtos com tampas que sejam difíceis de abrir pelas crianças.

- Devem ser seguidos procedimentos especiais no consultório dentário durante a utilização de fluoretos tópicos. Estes procedimentos foram concebidos para minimizar a quantidade de flúor ingerida pelo paciente e devem, por conseguinte, ser explicados aos educadores e profissionais de medicina dentária pelos representantes dos fabricantes e pelas organizações profissionais.

## 2. Tratamento da fluorose dentária:

• A descoloração dos dentes é a razão mais comum pela qual os pacientes procuram tratamento para dentes fluorados. A descoloração pode ser devida à opacidade branca resultante da hipomineralização do esmalte. A absorção de corantes extrínsecos no esmalte subsuperficial poroso pode dar origem a uma descoloração que pode ser amarelada, castanha clara, castanha escura ou preta.

• Para restaurar o aspeto natural de esmalte branco e cremoso, o dente pode ser branqueado ou as porosidades subsuperficiais podem ser lixadas juntamente com as manchas extrínsecas retidas, por micro-abrasão ou macro-abrasão.

• Se as porosidades subsuperficiais forem tão profundas que não possam ser facilmente removidas por micro-abrasão sem causar hipersensibilidade ou resultar numa morfologia dentária inestética, a superfície do esmalte é revestida com porcelana ou resina composta. Quando mais de 50% da superfície do esmalte foi perdida como resultado de fluorose, o esmalte remanescente pode ser insuficiente para a ligação adesiva; nesse caso, o dente fluorizado pode ter de ser coroado.

## A. Branqueamento: [28,29]

• Os dentes descoloridos e ligeiramente fluorados podem ser tratados através de branqueamento em consultório ou em casa, ou através de uma combinação de ambos. O peróxido de hidrogénio (35%) e o peróxido de carbamida (10%) são os agentes de branqueamento normalmente utilizados.

• Podem ser necessárias várias sessões de branqueamento em consultório para obter o resultado pretendido.

• Para facilitar a penetração do agente branqueador nas porosidades subsuperficiais do dente fluoretado, a camada superficial hipermineralizada pode ser condicionada com ácido fosfórico a 37%.

• O branqueamento em consultório pode ser seguido de um branqueamento em casa até se atingir a tonalidade desejada.

**B. Micro-abrasão:** [28,29]

• A micro-abrasão é a remoção controlada da mancha superficial do esmalte.

• A técnica é utilizada para remover manchas devidas a fluorose ligeira a moderada.

• A micro-abrasão é frequentemente combinada com o branqueamento para remover eficazmente as manchas de fluorose.

• A técnica é conservadora e, se não for bem sucedida, podem ser seguidas opções de tratamento mais invasivas.

• O dente descolorido pode ser tratado com ácido fosfórico, após o que é utilizada uma mistura espessa de pedra-pomes e ácido clorídrico a 18% para raspar a superfície do dente.

• A micro-abrasão remove as porosidades do esmalte juntamente com as manchas extrínsecas retidas.

• Geralmente, a micro-abrasão é recomendada quando a descoloração do esmalte não tem mais de 0,2-0,3 mm de profundidade.

• Para reduzir a hipersensibilidade dentária após a micro-abrasão, pode ser aplicado fosfato de cálcio amorfo (ACP).

**C. Facetas laminadas ou coroas de cerâmica:** [28,29]

• As facetas laminadas são utilizadas para tratar a fluorose dentária grave, especialmente quando há perda de esmalte superficial.

• A faceta pode ser feita de porcelana ou de resina composta.

## 3. Tratamento da fluorose esquelética:
• Até à data, não existem tratamentos estabelecidos para os doentes com fluorose esquelética.

• No entanto, é reversível em alguns casos, dependendo da progressão da doença. Se a ingestão de flúor for interrompida, o flúor existente nas estruturas ósseas esgotar-se-á e será excretado através da urina.

• No entanto, é um processo muito lento para eliminar completamente o flúor do corpo. Os resultados obtidos pelos doentes são mínimos.

• O tratamento dos efeitos secundários é também muito difícil. Por exemplo, um doente com uma fratura óssea não pode ser tratado de acordo com os procedimentos normais, porque o osso é muito frágil. Neste caso, a recuperação demorará muito tempo e é aleatória uma cura perfeita.

O fornecimento de água desfluoretada é a única forma de proteger totalmente a geração que ainda vai nascer contra a doença.[30] Infelizmente, para as pessoas já afectadas, a reversão completa das alterações patológicas e das manifestações clínicas não será possível; nestes casos, podemos, na melhor das hipóteses, esperar que a doença não se agrave. É por esta razão que devemos fazer tudo o que for possível - e há muito que é possível - *para prevenir a doença.*

# PREVENÇÃO E ATENUAÇÃO DA FLUOROSE

A fluorose dentária é irreversível por natureza. Uma vez diagnosticada a doença, o próximo passo a seguir é o tratamento do doente, para que este recupere das suas queixas de saúde no mais curto espaço de tempo possível. Para tal, são necessários procedimentos de investigação complexos e dispendiosos, que consomem muito tempo. Além disso, as modalidades de tratamento da fluorose dentária também são dispendiosas, demoradas e não estão facilmente disponíveis para a população rural. No que respeita à fluorose esquelética, não existe um tratamento específico para a fluorose. Como vimos, não há cura permanente para qualquer forma de fluorose e as medidas de tratamento não são sustentáveis. Por conseguinte, a prevenção e o controlo através de intervenções é a única abordagem para mitigar a fluorose.

As normas de água potável para o ião fluoreto foram prescritas por várias autoridades **(Quadro 4),** o que ajuda a limitar a ocorrência de fluorose quando seguidas corretamente.

**Quadro 4: Normas de água potável para o ião fluoreto prescritas por várias autoridades** [31]

| Sr. Não. | Autoridades | Limite admissível de concentração de fluoreto (mg/L) |
|---|---|---|
| 1 | OMS (Norma Internacional para água potável) | 0.5 |
| 2 | Norma de saúde pública dos EUA | 0.7-1.2 |
| 3 | BIS (IS 10500) | 1.0-1.5 |
| 4 | Conselho Indiano de Investigação Médica | 1.0-2.0 |
| 5 | CPHEEO | 1.0-1.5 |

## Intervenções a praticar para atenuar a fluorose:

Existem 3 intervenções a praticar para a gestão da doença. A fluorose pode ser totalmente prevenida e o indivíduo pode levar uma vida normal e saudável. As intervenções a praticar são:

- Intervenção no domínio da água potável

- Intervenção nutricional

- Coordenação multi-setorial

### 1) Fornecimento de água potável: [32]

Considerando o facto de a fluorose ser uma doença irreversível e não ter cura, a prevenção é a única solução para esta ameaça. Fornecer água potável segura com uma concentração óptima de flúor é a única forma de proteger totalmente a geração que ainda vai nascer contra esta doença. Esta proteção pode ser conseguida através dos seguintes métodos: -I- Localizar fontes alternativas de água potável -I- Trazer água de uma fonte distante e segura -I- Dupla fonte de água -I- Recolha de água da chuva

-1-     Remoção de fluoreto da água (desfluoretação), utilizando técnicas adequadas

-2-     Prevenção da fluorose industrial através da aplicação rigorosa de procedimentos para minimizar a poluição industrial por fluoretos

Se a concentração de flúor no abastecimento de água de uma comunidade for significativa e consistentemente superior ao nível permitido, é essencial considerar medidas corretivas para combater a fluorose. A primeira opção deve ser a procura de água com um nível de flúor mais baixo. As várias opções disponíveis são:

### 4- Localização de fontes alternativas de água potável:

Toda a gente precisa de água limpa. Quando se identifica um elevado teor de flúor na fonte de água potável, é melhor evitar essa fonte e procurar outras fontes.

Os poços profundos/poços perfurados (ao contrário dos poços pouco profundos) podem fornecer água segura mesmo em zonas endémicas. Teotia mostrou que numa aldeia em Uttar Pradesh, o teor de flúor num poço a 30 pés de profundidade era de 8 ppm enquanto era de 0,8 ppm noutro poço a apenas dois pés de distância mas a 60 pés de profundidade (programa patrocinado pelo IDRC sobre fluorose na Índia).

**4- Trazer água de uma fonte distante e segura:**

Devemos procurar uma alternativa distante e segura para a fonte de água quando a nossa fonte disponível nas proximidades está contaminada com uma quantidade elevada de flúor. A água sem flúor deve ser trazida de uma fonte distante através de bombagem e de canalizações. Isto pode levar a benefícios duradouros, mas o custo inicial será elevado.

**4- Dupla fonte de água:**

Se houver fontes com níveis altos e baixos de flúor disponíveis para a mesma comunidade, a fonte com baixos níveis de flúor pode ser estritamente limitada para beber e cozinhar. A fonte de água com elevado teor de flúor pode então ser utilizada para outros fins. No entanto, a implementação de tais sistemas de abastecimento duplo requer programas alargados de sensibilização da comunidade. A utilização de diferentes fontes para diferentes fins pode também ser dificultada por factores socioeconómicos, tais como maiores distâncias e encargos com a recolha de água e a necessidade de partilhar fontes de água com utilizadores de outros bairros. A educação, por si só, é muitas vezes insuficiente para mudar as práticas, especialmente porque o impacto só surge após uma utilização prolongada de fontes de água com elevado teor de flúor. O custo de um sistema de abastecimento de água canalizada será quase o dobro quando a água com baixo e alto teor de flúor for fornecida através de sistemas paralelos. A água com baixo teor de flúor também poderia ser vendida em contentores através de pontos de venda comerciais.

**-I- Recolha de águas pluviais:** ( )[33]

"A recolha e armazenamento conscientes de água da chuva para satisfazer a procura de água para beber, para fins domésticos e para irrigação é designada por recolha de água da chuva. A água da chuva pode constituir a melhor fonte de água para uso doméstico em zonas afectadas pela salinidade, por elevados níveis de flúor ou por poluição de várias origens. A água da chuva recolhida e armazenada corretamente pode oferecer um recurso adicional de alta qualidade a nível doméstico ou de pequenas comunidades. A compreensão dos vários factores que afectam a qualidade pode ajudar a manter a pureza do recurso.

**Figura 3: Recolha de água da chuva**

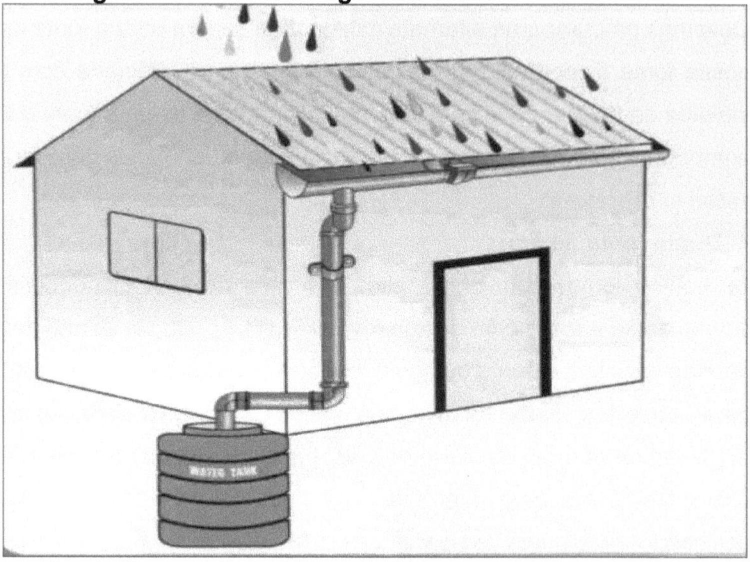

Os sistemas de recolha de água podem ser construídos para:

* Recolha de águas pluviais no telhado (para consumo doméstico)
* Recolha artificial de águas pluviais (para aumentar a recarga e diluir as águas subterrâneas)
* Recarga de poços (para diluir as águas subterrâneas)
* Diluir a recarga do aquífero (para diluir as águas subterrâneas)
* Lagoas agrícolas (para aumentar a recarga e diluir as águas subterrâneas)

## 4- Desfluoretação da água:

Quando nenhuma das opções acima é viável ou se a única solução levaria muito tempo para o planeamento e implementação, a desfluoretação da água potável tem que ser praticada. A desfluoretação é o método convencional e amplamente testado para fornecer água segura às comunidades afectadas pela fluorose. A desfluoretação é definida como "o ajuste descendente do nível de fluoreto na água potável para o nível ótimo". Várias técnicas e materiais são experimentados em todo o mundo para a desfluoretação da água. A desfluoretação deve ser efectuada onde não existe uma fonte alternativa de água potável segura.

Existem então duas opções para a desfluoretação da água: (i) o tratamento central da água na fonte e (ii) o tratamento da água no ponto de utilização, ou seja, a nível doméstico. Nos países desenvolvidos, o tratamento na fonte é o método adotado. A desfluoretação é efectuada em grande escala sob a supervisão de pessoal qualificado, normalmente numa estação de tratamento, juntamente com outros processos de tratamento. O custo não é então um fator limitativo.

A mesma abordagem pode não ser viável em países menos desenvolvidos, especialmente nas zonas rurais, onde as povoações estão dispersas.

O tratamento só pode ser possível a um nível descentralizado, ou seja, a nível da comunidade, da aldeia ou do agregado familiar. O tratamento no ponto de utilização tem várias vantagens sobre o tratamento a nível comunitário. Os custos são mais baixos, uma vez que a desfluoretação pode ser limitada à procura para cozinhar e beber - normalmente menos de 25% da procura total de água. O tratamento químico de toda a procura de água levaria à produção de grandes volumes de lamas, que requerem uma eliminação segura.

As limitações do tratamento no ponto de utilização são que a fiabilidade das unidades de tratamento tem de ser assegurada e que todos os utilizadores devem ser motivados a utilizar apenas a água tratada para beber e cozinhar, quando a água não tratada também está disponível em casa.

As técnicas de desfluoretação podem ser classificadas em quatro categorias;[32]

1.	Técnica de adsorção / Técnica de permuta iónica

2.	Técnica de precipitação

3.	Outras técnicas, que incluem a desfluoretação eletroquímica e a osmose inversa.

**1. Técnica de adsorção:**

Esta técnica funciona com base na adsorção de iões de fluoreto na superfície de um agente ativo. No método de adsorção, a água bruta é passada através de um leito que contém material desfluoretante. O material retém o flúor através de mecanismos físicos, químicos ou de troca iónica. O adsorvente fica saturado após um período de funcionamento e necessita de regeneração.

Materiais processados como alumina activada, carvão ativado, carvão de ossos, defluoron-2 (carvão sulfonado) e materiais sintéticos como resinas de troca iónica têm sido extensivamente avaliados para a desfluoretação da água potável. Entre estes materiais, o carvão de ossos, a alumina activada e as argilas calcinadas têm sido utilizados com sucesso no terreno (Cummins, 1985, Susannae Rajchagool e Chaiyan Rajchagool, 1997; e Priyanta e Padamasiri, 1996).

**A. Alumina activada:** [32,34]

A alumina activada ou alumina calcinada é o óxido de alumínio, $Al_2O_3$. É preparado por desidratação a baixa temperatura (300-600°C) de hidróxidos de alumínio. A alumina activada tem sido utilizada para a desfluoretação da água potável desde 1934, logo após o excesso de flúor na água ter sido identificado como a causa da fluorose.

A capacidade de absorção de fluoreto da alumina activada depende do grau específico de alumina activada, da dimensão das partículas e da química da água (pH, alcalinidade e concentrações de fluoreto). Nas grandes instalações comunitárias, o pH da água bruta é reduzido para 5,5 antes da desfluoretação, uma vez que se verificou que este pH é ótimo e elimina a interferência do bicarbonato. O mecanismo de remoção de fluoreto é muito provavelmente a reação de troca de ligandos na superfície da alumina activada. A alumina activada esgotada tem de ser regenerada com soda cáustica. Para restaurar a capacidade de remoção de fluoreto, a alumina básica é acidificada, colocando-a em contacto com um excesso de ácido diluído (Clifford, 1990).

**Unidades de desfluorização ligadas a bombas manuais:** [35]

Uma unidade cilíndrica de desfluoretação foi fabricada pelo IIT Kanpur e testada no terreno em Makkur, distrito de Unnao, UP, em 1993. **(Figura 4)** Tratava-se de um tambor, com 0,5 m de diâmetro e 1,5 m de altura, fabricado em chapa de aço macio. A unidade foi concebida para funcionar em modo de fluxo ascendente. Utilizava 110 kg de AA de grau G-87, com um tamanho de partícula de 0,30,9 mm, o que permitia uma profundidade de leito de cerca de 55 cm.

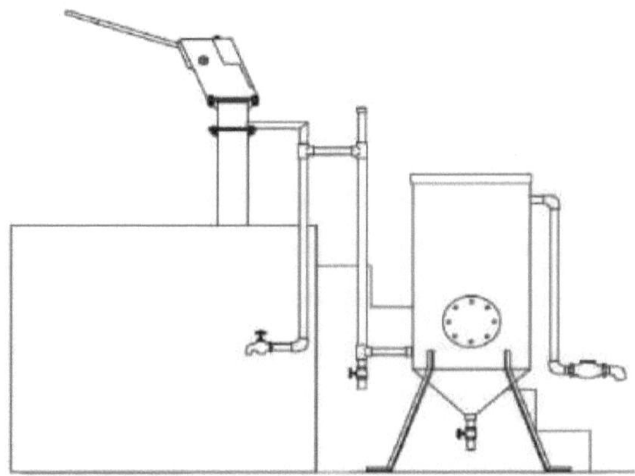

A concentração de fluoreto na água bruta era da ordem de 6-7 mg/l. A regeneração da alumina activada esgotada foi efectuada "in situ", isto é, no interior da coluna. Este procedimento exigia 8-10 horas. O rendimento médio por ciclo foi de cerca de 25 000 litros. Foram completados dezassete ciclos de desfluoretação num período de 4 anos. Não se registou qualquer problema de manutenção durante este período. Não houve qualquer queixa dos utilizadores relativamente à conceção ou à palatabilidade da água tratada. No entanto, o envolvimento da comunidade durante a regeneração foi mínimo. A unidade foi desmantelada em 1998, quando a comunidade da aldeia passou a ter acesso ao abastecimento de água canalizada. Unidades de desfluorização semelhantes foram instaladas de forma independente em Madhya Pradesh.

Com esta instalação, não existia qualquer disposição para a eliminação do regenerante. Durante este período, a abordagem da UNICEF mudou de uma unidade comunitária para uma unidade de desfluorização doméstica.

**Unidades domésticas de desfluorização:** [36]

A alumina activada tem sido o método de eleição para a desfluoretação da água potável nos países desenvolvidos. Geralmente, é implementado em grande escala em instalações comunitárias de ponto de origem. Foram desenvolvidas algumas unidades de desfluoretação domésticas que podem ser diretamente ligadas à torneira. Nos últimos anos, esta tecnologia está a ganhar grande atenção, mesmo nos países em desenvolvimento. As unidades de desfluoretação domésticas **(Figura**

5) foram desenvolvidas na Índia utilizando alumina activada de fabrico nacional, que está disponível comercialmente em grandes quantidades.

Estas unidades foram 1st desenvolvidas pelo IIT Kanpur em colaboração com a UNICEF em 1996, na procura de uma solução para a desfluoretação doméstica. Dois parâmetros foram considerados importantes para a aplicação no terreno da alumina activada. Um deles foi a capacidade de absorção de flúor (FUC) expressa em miligramas de flúor removido por Kg de AA e o segundo foi o potencial de reutilização da AA em múltiplos ciclos de desfluoretação.

As DDUs foram inicialmente projectadas com base no pressuposto de que 20 litros de água tratada eram as necessidades diárias para cozinhar e beber de uma família. Com este critério, esperava-se que 3 Kg de AA se esgotassem em 2 a 3 meses se a concentração de fluoreto na água fosse de cerca de 4 mg/litro.

**Figura 5: Unidades domésticas de desfluoretação à base de alumina activada (DDU)**

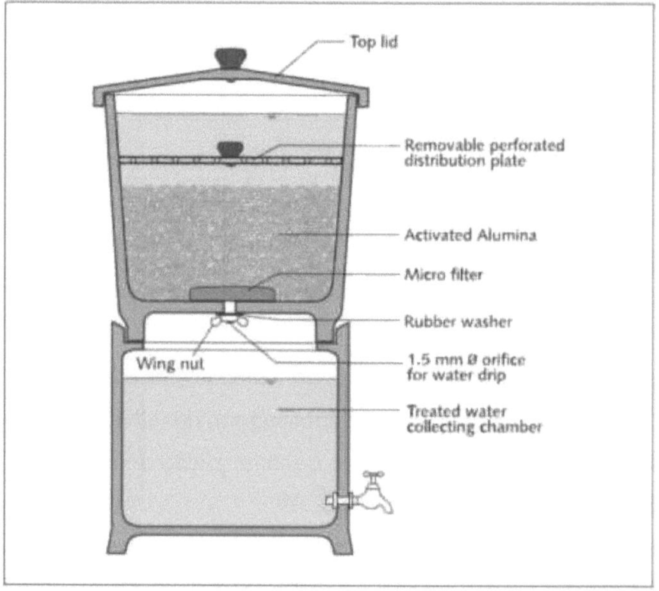



A primeira DDU fabricada no laboratório consistia em duas câmaras cilíndricas, fabricadas a partir de chapa de aço inoxidável. Foram colocados 3 kg de AA na câmara superior (24 cm de diâmetro x 27 cm de altura), o que deu uma profundidade de leito de 9 cm. Foi fixado um dispositivo de controlo do caudal no fundo da câmara superior, de modo a obter um caudal de 8-10 litros por hora.

A partir deste ponto de partida, surgiram diferentes versões de DDUs. A quantidade de alumina activada é geralmente de 4 kg a 5 kg e os materiais utilizados para a unidade de filtragem incluem aço inoxidável, polietileno de alta densidade (Sintex), cloreto de polivinilo (PVC) e vasos de terracota. Utilizando estas unidades, podem ser produzidos cerca de 500-1500 litros de água segura com 3 kg de alumina activada quando o fluoreto da água bruta é de 4 mg/l e o pH da água natural é de 7,8-8,2.

As vantagens desta abordagem (DDU) são:

•        Um custo de tratamento mais baixo, uma vez que só é necessário tratar um volume limitado de água (para cozinhar e beber).

•        A menor necessidade de água tratada reduz correspondentemente a necessidade de produtos químicos e gera um menor volume de lamas.

No âmbito de um projeto-piloto de controlo da fluorose no distrito de Dungarpur, no Rajastão, 1945 utilizadores em 388 agregados familiares de quatro aldeias estão a utilizar Unidades de Desfluoretação Doméstica (UDD) desde dezembro de 1996.

O projeto-piloto sobre as Unidades de Desfluoretação Doméstica (DDU) começou em 69 aldeias de Kadiri Mandal, distrito de Anantpur, Andhra Pradesh, em 1998-99, com a assistência da UNICEF a uma ONG local, a Mytry Social Service Society, que geria um mercado sanitário rural em Kadiri.

**Vantagens:**

•        Eficaz e económico.

•        Requer um tempo de contacto mínimo para uma desfluoretação máxima. Está disponível a nível nacional e é barato.

•        A percentagem de regeneração é consideravelmente elevada.

**Desvantagens:**

•        A reativação do material filtrante é complicada e só pode ser feita com a ajuda de pessoas formadas.

•        Pode resultar em alumínio residual elevado na água de saída, variando de 0,16 ppm a 0,45 ppm.

•        Pessoal qualificado para o funcionamento das instalações.

•        O processo é específico do pH e funciona eficazmente apenas numa determinada gama de pH.

• Requer uma regeneração periódica, uma vez que, após algum tempo, a alumina activada se esgota.

**Desfluoretação por técnica de permuta iónica:** [32]

Foram utilizados produtos químicos sintéticos, nomeadamente resinas de permuta aniónica e catiónica, para a remoção de fluoreto. Algumas delas são Polyanion (NCL), Tul-sion A - 27, Deacedite FF (IP), Amberlite IRA 400, Lewatit MIH - 59 e Amberlite XE - 75. Estas resinas foram utilizadas na forma de cloreto e de hidroxi. A capacidade de permuta de fluoreto destas resinas depende do rácio entre o fluoreto e o total de aniões na água.

Benson et al. (1940) utilizaram um processo de permuta iónica em que os iões de sódio eram removidos da solução por material catiónico. O fluoreto de hidrogénio foi removido durante a segunda fase. Uma solução de 10 mg/L de fluoreto foi reduzida para menos de 1 mg/L quando foram utilizados 2 pares de leitos em série. Popot et al. (1993) utilizaram a forma de alumínio da permuta iónica do tipo amino-metil-fosfónico para a remoção de fluoreto. No entanto, a presença de sulfatos (100 mg/L) e bicarbonatos (200 mg/L) reduziu a capacidade de remoção de fluoreto das resinas para 33%. As resinas aumentaram a concentração de cloreto na água tratada, o que pode causar corrosão nos utensílios de armazenamento de água. A água tratada também apresentava pH elevado.

Em 1968, foi instalada em Gangapur (Rajastão) uma instalação de desfluoretação utilizando carbion e defluoron-1 numa proporção de 8:1.

**Desvantagem:**

O processo de regeneração das resinas de permuta catiónica e aniónica exige grandes volumes de regenerante. Os resíduos produzidos são também muito grandes. Além disso, as resinas são muito complexas, propensas a contaminação e caras.

**B. Carvão ósseo:** [32,36]

O carvão de ossos é constituído por ossos de animais moídos, que foram carbonizados a uma temperatura óptima (500° C) para remover substâncias orgânicas. O carvão de ossos foi utilizado para a desfluoretação da água potável nos EUA nas décadas de 1950 e 1960. Mas a primeira unidade doméstica de desfluoretação da água potável, utilizando principalmente o carvão de ossos, foi desenvolvida pelo Inter-country Centre for Oral Health (ICOH), Chiangmai, pela Faculdade de Medicina Dentária da Universidade de Chulalongkoran, Banguecoque, e pela OMS em 1988.

O carvão de ossos ou "bone char" (BC) é utilizado habitualmente nos países em desenvolvimento para a desfluoretação da água potável. O principal componente ativo do carvão de osso é o fosfato de cálcio, o carbonato de cálcio, etc. O carvão de osso bruto, preparado a partir de esqueletos de animais por calcinação a 300-600°C, é uma mistura de três formas macroscopicamente diferentes: fragmentos pretos, cinzentos e brancos, que apresentam diferenças consideráveis na sua eficiência para a desfluoretação. O BC preto, com uma capacidade de 11,4 mg.F⁻/g BC, é o melhor, e o BC branco, com uma capacidade inferior a 0,3 mg.F⁻/g BC, é ineficaz para a remoção de fluoreto.

O mecanismo de remoção de fluoreto envolve a substituição do carbonato do carvão de osso pelo ião fluoreto. O método de preparação do carvão de osso é crucial para a sua capacidade de absorção de fluoreto e para a qualidade da água tratada. Um carvão de ossos de má qualidade pode conferir mau gosto e odor à água. O carvão ósseo esgotado é regenerado com soda cáustica. Uma vez que o ácido dissolve o carvão de ossos, há que ter o máximo cuidado para neutralizar a soda cáustica. A presença de arsénico na água interfere com a remoção do flúor.

O carvão de ossos é considerado como um material defluoridante adequado nalguns países em desenvolvimento. O desfluoridador doméstico do ICOH que utiliza carvão de ossos é mostrado na **Figura 6.** A sua eficiência de desfluoretação depende da concentração de fluoreto na água bruta, bem como da capacidade de absorção de fluoreto e da quantidade de carvão de osso utilizado no filtro. A regeneração do carvão de osso usado não é recomendada para estas unidades domésticas. Em vez disso, deve ser substituído por material fresco disponível comercialmente em lojas locais.

**Desvantagens:**

1.     O carvão de ossos contém bactérias e, por isso, não é higiénico.

2.     Sem uma análise regular de fluoreto, nada indica quando o material está esgotado e a absorção de fluoreto está a cessar.

3.	Trata-se de um procedimento sensível do ponto de vista técnico, uma vez que a eficácia do carbonato de osso como adsorvente de fluoreto depende do procedimento de carbonização, que deve ser efectuado com precaução.

4.	A utilização de carvão de ossos pode suscitar objecções culturais e religiosas.

**Figura 6: Desfluoridador doméstico de carvão de osso**

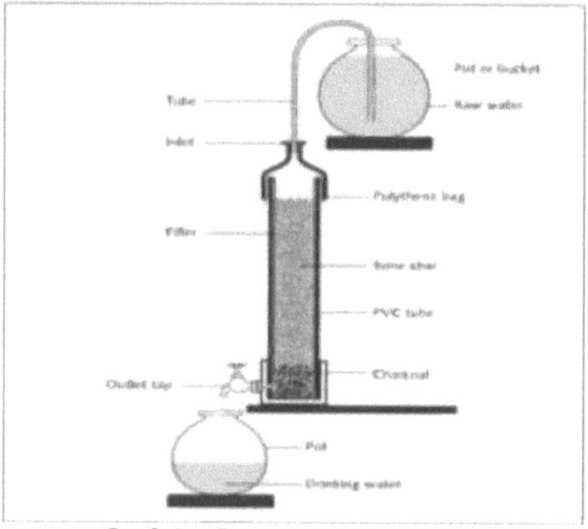

**Centro Inter-Países para a Saúde Oral (ICOH) Desfluoridador:** [37]

A desfluoretação por ICOH baseia-se no princípio da filtração e da absorção. Esta técnica utiliza carvão vegetal e farinha de ossos carbonizados. A coluna de desfluorização (75 cm de comprimento e 9 cm de diâmetro) tem uma torneira na base e uma tampa com um pequeno orifício para a entrada de água no topo. A coluna é embalada com 300 g de carvão vegetal triturado (camada inferior) para absorver a cor e o odor. Uma camada intermédia de 1 000 g de farinha de ossos carbonizada e uma camada superior de cerca de 200 g de seixos limpos são adicionadas para evitar que a farinha de ossos flutue. A farinha de ossos tem uma dimensão de 40-60 malhas, obtida ou produzida pela queima de ossos a uma temperatura aproximada de $600^0$ C durante 20 minutos.

A água bruta contaminada com flúor é sifonada para o topo do defluoridador a um caudal de 4 litros/hora. A água desfluoretada é recolhida num frasco a partir da extremidade inferior da coluna com a ajuda de uma torneira. De acordo com o ICOH, o filtro mantém-se ativo durante um a três meses, dependendo dos níveis de flúor e da quantidade de água consumida.

Ensaios de campo na Tailândia, no Sri Lanka e em alguns países africanos mostraram resultados muito encorajadores (Priyanta e Padamasiri, 1996; Mjengera et al., 1997; e Susannae Rajchagool e Chaiyan Rajchagool, 1997). Relatórios do Sri Lanka mostraram que com 300 g de carvão vegetal (principalmente para remover a cor e o odor) e 1 kg de carvão de ossos um filtro doméstico pode desfluoretar, em média, 450 litros de água contendo 5 mg/l de F- a um caudal de 4 litros por hora.

**C.    Argila calcinada:** [36,38]

No Sri Lanka, são utilizados pedaços de tijolo acabados de cozer para a remoção de fluoreto em unidades de desfluoretação domésticas **(Figura 7)**. O leito de tijolos na unidade é revestido no topo com cascas de coco carbonizadas e seixos. A água bruta é vertida através de um funil ligado a um tubo de PVC de 25 mm de diâmetro que corre para o compartimento inferior. Assim, a água bruta entra no defluoridador através do compartimento inferior e move-se para cima à medida que a água é removida do topo. O defluoridador tem uma capacidade de cerca de 16 L e esta quantidade de água pode ser utilizada por um agregado familiar para cozinhar e beber.

**Figura 7: Unidade de desfluorização doméstica utilizando peças de tijolo**

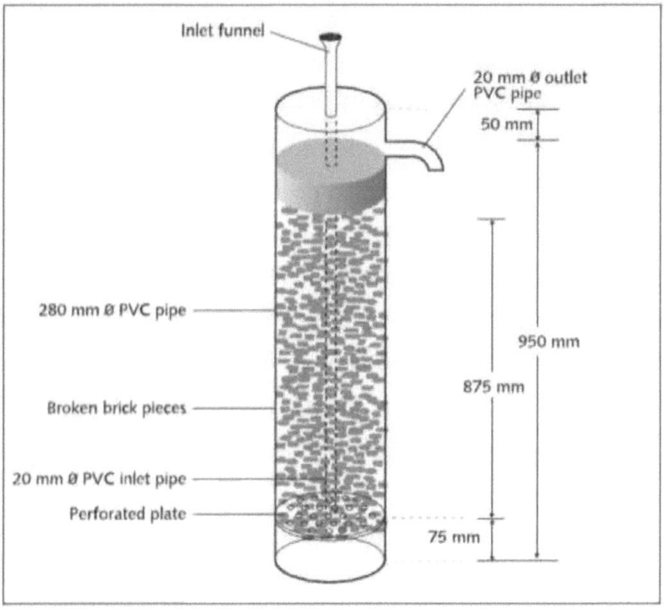

O desempenho das unidades domésticas foi avaliado nas zonas rurais do Sri Lanka (Priyanta & Padamsiri 1997). Foi referido que a eficiência depende da qualidade dos tijolos acabados de queimar. Quando a concentração de flúor da água é de 5 mg/L, a unidade pode ser usada durante 25-40 dias quando a retirada de água é de 8 litros/dia. Como os tubos de PVC são caros, um defluoridador feito de cimento e tijolos também foi construído no Sri Lanka.

Esta unidade tem uma capacidade de 16 litros e uma família pode utilizar esta quantidade para beber e cozinhar. O custo da unidade de filtragem é de cerca de Rs.600/-. O óxido de alumínio presente no solo é utilizado para o fabrico de tijolos. Durante a operação de queima no forno, ele é ativado. A substituição do meio filtrante é necessária uma vez em cada três meses se o teor de flúor na água bruta for de 2,50 mg/l.

**D.    Potes de lama:** [36,39]

A recolha e o armazenamento de água em potes de barro é um método antigo. A terra vermelha e o barro são utilizados para preparar os potes de barro. Os potes em bruto são submetidos a um tratamento térmico, como no caso da produção de tijolos. Assim, o pote de lama também actuará como um meio adsorvente. De acordo com os resultados do estudo de tratabilidade (Mariappan e Vasudevan), registou-se uma redução marginal do nível de fluoreto da água de 1,8 ppm para 1,5 e 1,4 ppm ao fim de 2 dias e 4 dias, respetivamente, o que não é praticamente significativo. O pH da água aumentou de 7,7 para 8,11 e 8,14 ao fim de 2 dias e 4 dias, respetivamente, o que ultrapassa os limites aceitáveis de alcalinidade. A capacidade de remoção de fluoreto varia em função do teor de alumina presente nos solos utilizados para a produção de panelas, o que está fora do controlo do fabricante. Assim, em termos práticos, a utilização do vaso de barro para a desfluoretação não é prometedora. No entanto, as pessoas podem ser aconselhadas a utilizar vasos de barro para armazenar água que é tratada por outras técnicas, o que resulta numa desfluoretação parcial. As principais vantagens dos potes de barro são o facto de serem económicos e facilmente aceitáveis para as comunidades rurais.

**E.    Adsorventes naturais:** [36]

Verificou-se que existem técnicas de desfluoretação da água de vários tipos (maioritariamente de base química) há mais de meio século. No entanto, estas técnicas requerem produtos químicos dispendiosos que têm de ser substituídos a intervalos regulares, bem como instrumentos e equipamento dispendiosos. Por conseguinte, a procura de formas alternativas ou adicionais de desfluoretação da água potável tem sido contínua. Uma abordagem relativamente menos conhecida de potencial utilidade, particularmente em comunidades rurais do terceiro mundo, que tem atraído a atenção dos investigadores nos últimos anos é a técnica de desfluoretação baseada em plantas (natural). As plantas podem ser cultivadas localmente, conforme necessário, e os custos de produção e transporte podem ser relativamente baixos. A utilização de plantas para a desfluoretação pode também ser mais facilmente aceite e aplicada pelas comunidades locais. Muitos adsorventes naturais de várias árvores foram experimentados como agentes de desfluoretação. As sementes da árvore da baqueta, as raízes da erva Vetiver e as sementes de tamarindo são algumas delas.

### a.  Sementes de baqueta: [40,41]

As sementes da árvore da baqueta (Moringa oleifera) adsorvem o flúor da água. As sementes de baqueta actuam como um coagulante. Há muito tempo que são um método tradicional de purificação de água turva, tanto na Índia como em África.

A utilização da Moringa Oleifera tem uma vantagem acrescida em relação ao tratamento químico da água, porque é biológica e tem sido relatada como comestível. O mecanismo de coagulação da proteína coagulante da Moringa Oleifera foi descrito como adsorção, neutralização de carga e ligação entre partículas. A floculação por ligação entre partículas é principalmente caraterística de polielectrólitos de elevado peso molecular. Entre todos os materiais vegetais que foram testados ao longo dos anos, o pó processado a partir das sementes de Moringa Oleifera demonstrou ser um dos coagulantes primários mais eficazes para o tratamento de água e pode ser comparado ao alúmen como coagulante químico convencional.

O resíduo de sementes de moringa (MSR), após a extração de óleo, actua como coagulante. O MSR, obtido após a extração de óleo, é um resíduo sólido e é geralmente eliminado, mas contém proteínas que têm propriedades coagulantes. O coagulante MSR é considerado um coagulante potencial para a remoção de fluoreto. A dose óptima de coagulante é de 16 g/l. (Agnihotri et al; 2013)

A razão para a eficiência de remoção do pó MSR deve-se à presença de proteína coagulante na fibra, bem como à sua estrutura fibrosa, tipo favo de mel. O mecanismo sugerido para a coagulação e remoção de fluoreto é suposto ser que a proteína carregada positivamente se liga à parte da superfície dos iões de fluoreto carregados negativamente através de atracções electrostáticas. Isto leva à formação de áreas carregadas positiva e negativamente na superfície da partícula. Devido à colisão e neutralização das partículas, ocorre a formação de bandos com uma estrutura semelhante a uma rede, que se depositam devido à gravidade.

A proteína encontrada no coagulante MSR é termo-resistente e este método de remoção pode ser adequado para temperaturas médias elevadas (35-40$^0$ C) em países tropicais. Tem também outras vantagens, como a menor produção de lamas, a não dependência da variação do pH, o baixo custo de produção e o facto de ser amigo do ambiente.

**b.    Tamarindo:** [42]

A semente de tamarindo, um resíduo doméstico da cozinha, é utilizada para a remoção sortiva de fluoreto de uma solução aquosa sintética, bem como de amostras de água de campo. (Murugan et; 2006)

A desfluoretação máxima é alcançada a um pH ótimo de 7; por conseguinte, não é necessário o ajuste do pH após a desfluoretação. As sementes de tamarindo, que de outra forma são consideradas um desperdício de cozinha, podem ser obtidas a um preço muito mais barato.

A cobertura do fruto de tamarindo, na forma pura e na forma tratada com ácido, também pode atuar como um adsorvente natural. A absorção máxima de iões fluoreto ocorre a pH 6,0. Um aumento da quantidade de biossorvente aumenta a percentagem de remoção de iões fluoreto.

Atualmente, a preparação (gel) feita a partir da planta do tamarindo é utilizada no Quénia para a desfluoretação da água potável. Foi demonstrado que este produto em gel diminui a concentração de fluoreto em pelo menos 50%.

**c.    Erva de Vetiver:** [36]

As raízes da erva Vetiver (Vetiveria zizanoides) são outro produto que tem sido tradicionalmente utilizado para a purificação da água. As raízes são eficazes na desfluoretação e podem remover até 80% do flúor de uma amostra. A eficiência da desfluoretação é superior à da alumina activada e o preço é comparável. No entanto, a quantidade de erva necessária é tão elevada que uma família teria de cultivar hectares de erva Vetiver todos os anos para fornecer material suficiente para a desfluoretação. (Harikumar et al; 2012) **d. Cinza de chá:** [43]

A parte residual do chá (conhecida como cinza de chá), um resíduo doméstico, pode ser utilizada eficazmente para a remoção de fluoreto de um meio aquoso. As numerosas vantagens da cinza de chá residual tornam-na um excelente adsorvente para a remoção de fluoreto (85-90 %) de uma solução aquosa com pH ácido (pH = 2). (Mondal et al; 2012)

**e. Pó de casca de ovo:** [44]

Foi desenvolvido um novo meio, o pó de casca de ovo, para a remoção de fluoreto de uma solução aquosa. A adsorção máxima ocorre a pH 2-6. (Mondal et al; 2012) Para além destes, vários pós de folhas, tais como neem, pipal, khair, também são conhecidos por terem propriedades de desfluoretação. (Jamode et al; 2004)

**Vantagens dos adsorventes não convencionais (adsorventes naturais):** [45]

• As eficiências de remoção de iões fluoreto destes vários adsorventes não convencionais variam entre 50 e 90%, dependendo das caraterísticas e da dimensão das partículas dos adsorventes.

• Os adsorventes não convencionais são relativamente mais baratos em comparação com os convencionais e estão facilmente disponíveis, o que resulta numa poupança de custos.

• Uma vez que o custo destes adsorventes é relativamente baixo, podem ser utilizados uma vez e descartados.

• Estes adsorventes não convencionais podem ser eliminados de forma fácil e segura.

## 2) Técnica de precipitação: [32,36]

Os dois principais inconvenientes das técnicas de permuta iónica e de adsorção são: O sistema de escoamento necessário é muitas vezes difícil de organizar quando não existe abastecimento de água canalizada e o esgotamento gradual do agente ativo não é facilmente detectado. Numa tentativa de ultrapassar estes problemas, foram desenvolvidas as técnicas de precipitação.

Os métodos de precipitação baseiam-se na adição de produtos químicos (coagulantes e auxiliares de coagulação) e na subsequente precipitação de um sal de fluoreto pouco solúvel como fluorapatite insolúvel. A remoção do flúor é efectuada através da separação dos sólidos do líquido. Os sais de alumínio (por exemplo, alúmen), a cal, o cloreto de poli-alumínio, o hidroxissulfato de poli-alumínio e a brushite são alguns dos materiais frequentemente utilizados na técnica de desfluoretação por precipitação. O melhor exemplo desta técnica é a famosa técnica de desfluoretação de Nalgonda.

**Técnica de Nalgonda:** [32,36,46]

A primeira instalação comunitária de desfluoretação para remoção do flúor da água potável foi construída no distrito de Nalgonda, em Andhra Pradesh, na cidade de Kathri. A tecnologia foi desenvolvida pelo National Environmental Engineering Research Institute (NEERI), Nagpur, em 1961.

A técnica de Nalgonda **(Figura 8)** envolve a adição de sais de alumínio, cal e pó de branqueamento, seguida de mistura rápida, floculação, sedimentação, filtração e desinfeção. O sal de alumínio pode ser adicionado sob a forma de sulfato de alumínio (alúmen), cloreto de alumínio ou uma combinação dos dois. É responsável pela remoção do fluoreto da água.

A cal facilita a formação de bandos densos para uma decantação rápida dos sais de fluoreto insolúveis. A dose de cal é empiricamente 1/20 da dose de sal de alumínio. O pó branqueador é adicionado à água bruta a uma taxa de 3 mg/l para desinfeção.

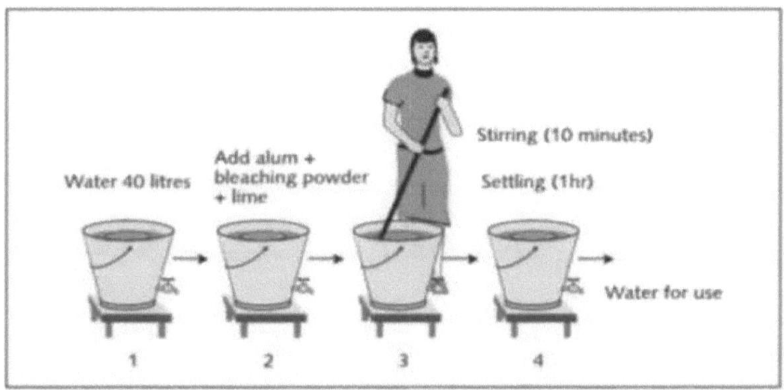


Bulusu et al. afirmaram em 1979 que a técnica de Nalgonda era preferível a todos os níveis devido ao baixo preço e à facilidade de manuseamento. A técnica é altamente versátil e tem aplicações como: para grandes comunidades, técnica de enchimento e extração para pequenas comunidades, estação de desfluoretação de enchimento e extração para abastecimento de água rural, para desfluoretação doméstica, etc.

**Mecanismo de desfluoretação pela técnica de Nalgonda para grandes comunidades:**

Trata-se de uma combinação dos seguintes processos: mistura rápida, interação química, floculação, filtração, desinfeção e concentração das lamas para recuperar a água e os sais de alumínio. Os diferentes processos podem ter lugar em diferentes tanques de dimensões adequadas.

**Técnica de preenchimento e desenho para pequenas comunidades:** [32,36]

Para as comunidades com uma população entre 200 e 2000 habitantes, recomenda-se uma estação de desfluorização do tipo "fill and draw". A estação consiste num tanque cilíndrico com fundo de tremonha e uma profundidade de 2m

**(Figura 9)**. O diâmetro depende da quantidade de água a tratar. Todas as operações unitárias de mistura, floculação e sedimentação são efectuadas no mesmo recipiente.Tem um mecanismo de agitação, que pode ser acionado manualmente ou a motor. A água bruta é bombeada para a unidade e é adicionada a quantidade necessária de alúmen, cal e pó de branqueamento. O conteúdo é agitado durante 10 minutos e deixado assentar durante 1-2 horas. A lama sedimentada é rejeitada e o sobrenadante desfluoretado é filtrado e fornecido através de postes de suporte.

**Figura 9: Instalação de desfluorização de enchimento e extração para uma pequena comunidade**

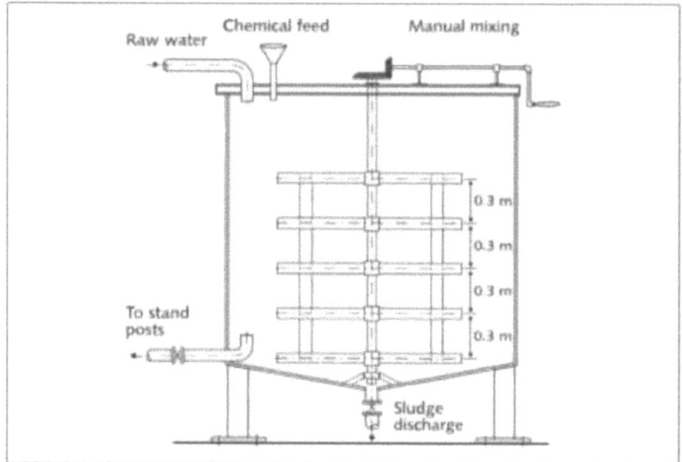


**Instalação de desfluorização Fill-and-Draw para abastecimento de água rural:** [32,36]

A água bruta da fonte é bombeada para o tanque de reação e sedimentação, que é referido como reator. Os reactores são feitos de HDPE, ferro-cimento ou RCC; e têm uma forma circular com um fundo côncavo e um revestimento epoxídico, no caso do RCC. A parte superior do reator é coberta por uma tampa robusta. Está previsto um poço de visita com tampa para inspeção e para despejar produtos químicos no reator. Uma plataforma de operação é elevada em vigas 10 cm acima do topo do reator. O mecanismo de agitação, constituído por motor, redutor, pás e veio, está montado na plataforma. Existe uma escada com um corrimão de tubo que atravessa a plataforma. A saída da água sedimentada com uma válvula de eclusa está ligada à entrada do poço de drenagem. Para retirar as lamas sedimentadas uma vez por dia e deitá-las nos leitos de secagem de lamas, está previsto um tubo de lamas com válvula de eclusa.

**Técnica de Nalgonda para a desfluoretação doméstica:** [32,36]

Qualquer recipiente com uma capacidade de 20-50 litros é adequado para este fim. Uma torneira, colocada 3-5 cm acima do fundo do recipiente, é útil para retirar a água tratada, mas não é essencial. Adiciona-se uma quantidade adequada de água de cal e de pó de branqueamento à água bruta e mistura-se bem. Adiciona-se a solução de alúmen e agita-se durante 10 minutos. Deixa-se o conteúdo assentar durante 1 hora e a água límpida é retirada através da torneira ou decantada lentamente, sem perturbar o sedimento, e filtrada.

As lamas sedimentadas podem ser eliminadas da fonte de água ou, de preferência, recolhidas e enviadas para reciclagem. Com o tratamento doméstico, não há investimento de capital e o custo do tratamento é apenas o dos produtos químicos. Ultimamente, têm sido desenvolvidos filtros de desfluoretação em aço inoxidável, que funcionam segundo a técnica de Nalgonda, para utilização a nível doméstico.

**Vantagens *da técnica de Nalgonda*:** [32,47]

• Não é necessária a regeneração dos suportes.

• Não manusear ácidos e álcalis cáusticos.

• Os produtos químicos necessários estão facilmente disponíveis e são utilizados no tratamento convencional de águas municipais.

• Adaptável ao uso doméstico.

• Pode ser utilizado para tratar água em grandes quantidades para uso comunitário.

• Aplicável em lote, bem como em operação contínua para atender às necessidades.

• Simplicidade de conceção, construção, funcionamento e manutenção.

• Os trabalhadores locais semi-qualificados podem ser facilmente empregados.

• Remoção altamente eficiente de fluoretos de níveis elevados para níveis desejáveis.

• As lamas geradas são convertíveis em alúmen para utilização noutros locais.

• Pouco desperdício de água e menos problemas de eliminação.

• Necessita de um mínimo de equipamento mecânico e elétrico.

• Não é necessária energia, exceto força muscular, para o equipamento doméstico.

**Desvantagens da técnica de Nalgonda:**

• A dessalinização pode ser necessária quando o total de sólidos dissolvidos exceder 1500 mg/l.

• A dureza da água bruta na gama de 200 mg/l a 600 mg/l requer um abrandamento por precipitação e acima de 600 mg/l torna-se uma causa de rejeição ou adoção da dessalinização.

• Geração de maior quantidade de lamas em comparação com a desfluoretação eletroquímica.

• A grande quantidade de alúmen necessária para remover o flúor.

• É necessário um controlo cuidadoso do pH da água tratada.

- Alguns autores referem a presença de alumínio residual elevado na água tratada.

**-I- Precipitação por contacto:** (36,4 8)

A precipitação por contacto é uma técnica recentemente descrita em que o fluoreto é removido da água através da adição de compostos de cálcio e fosfato, o que leva à precipitação do fluoreto. A água é então filtrada através de carvão de osso que foi previamente saturado com fluoreto. A presença de um meio saturado de carvão de osso actua como um catalisador para a precipitação de fluoreto, quer como $CaF_2$, quer como fluorapatite. O processo utiliza baldes, filtros de coluna ou uma combinação de ambos. **(Figura 10)**

Os compostos de cálcio mais comuns utilizados para reagir com o fluoreto são a cal ou o cloreto de cálcio. Este reage com o fluoreto para formar fluoreto de cálcio. Os testes efectuados a nível comunitário na Tanzânia mostraram resultados promissores de elevada eficiência. A fiabilidade, a boa qualidade da água e o baixo custo são vantagens relatadas deste método (Chilton, et al., 1999).

**Figura 10: Filtro de precipitação de contacto para uso doméstico (OMS, 2006)**

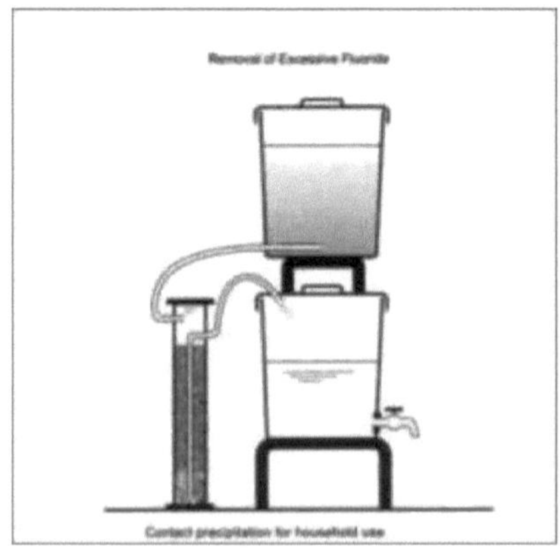

## 3) Outras técnicas de desfluoretação:

A osmose inversa, a eletrólise e a eletrodiálise são métodos físicos testados para a desfluoretação da água. Embora sejam eficazes na remoção de sais de flúor da água, existem certas desvantagens processuais que limitam a sua utilização em grande escala.

### A. Osmose inversa e eletrodiálise: [32,49]

A osmose inversa utiliza uma membrana (uma folha, um tubo oco ou uma fibra de polímero) com poros muito finos para remover as substâncias dissolvidas da água **(Figura 11)**. A pressão hidráulica é exercida num dos lados da membrana semipermeável, o que força a água a atravessar a membrana, deixando os sais para trás. O tamanho das moléculas dissolvidas na água determina a facilidade com que atravessam os poros. Apenas uma pequena fração da água passa através dos poros e fica disponível na saída da unidade de filtragem. O resto da água, com uma maior concentração de substâncias dissolvidas, é desperdiçada. É necessária energia para pressurizar a água.

Dependendo da química da água e do material de que a membrana é feita, os filtros de osmose inversa podem remover 85-95% do flúor na água (Feenstra et al, 2007). A eficácia da membrana não é afetada pelo pH da água, dentro da gama de pH típica da água potável.

Uma desvantagem desta tecnologia é o facto de os poros finos se entupirem com o tempo. O entupimento de unidades de tratamento em grande escala é removido por limpeza química; no entanto, isto não é feito com unidades domésticas. O ritmo a que o entupimento ocorre é abrandado pela instalação de pré-filtros para reduzir os níveis de contaminantes que chegam à unidade de osmose inversa. A falha da membrana, devido ao desenvolvimento de orifícios, também pode ocorrer, causando uma perda na eficiência da remoção de fluoreto.

## Figura 11: Desfluoretação por osmose inversa

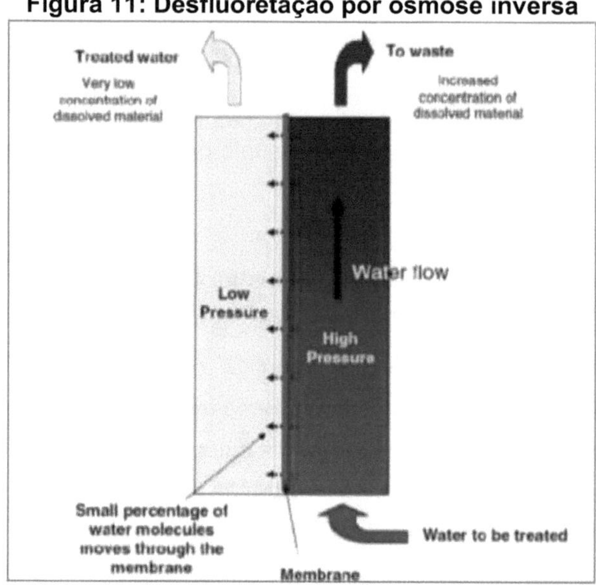


## B. Eletrólise: [32,50]

O princípio básico do processo é a adsorção de fluoreto com hidróxido de alumínio recentemente precipitado, que é gerado pela dissolução anódica do alumínio ou das suas ligas numa célula eletroquímica. O processo utiliza 0,3 a 0,6 kw de eletricidade por 1000 litros de água contendo 5 a 10 mg/l de fluoreto. O ânodo é consumido continuamente e precisa de ser reabastecido. O processo gera lamas a uma taxa de 80-100 gm por 1000 litros.

O Instituto Nacional de Investigação em Engenharia Ambiental (CSIR-NEERI), Índia, desenvolveu em 2008 a técnica de desfluoretação electrolítica (EDF) para o tratamento do excesso de fluoreto nas fontes de água. O processo baseia-se no princípio da eletrólise através da passagem de corrente contínua (CC) obtida a partir de células solares fotovoltaicas através de eléctrodos de placa de alumínio colocados em água contendo fluoreto. Durante o processo, a placa de alumínio ligada ao ânodo dissolve-se e forma espécies de poli-hidroxi-alumínio que removem o flúor da água através da formação de complexos, seguida de adsorção e remoção por decantação.

A tecnologia EDF fornece um sistema de desfluoretação de água potável comunitária tecnicamente sólido, económico e fiável para o fornecimento de água potável segura, que cumpre o valor de referência (1mg/L) da Organização Mundial de Saúde (OMS) para o flúor.

Com base nesta tecnologia, foram instaladas unidades de demonstração de desfluoretação electrolítica com base na energia solar em Dongargaon, distrito de Chandrapur (Maharashtra), na aldeia de Usarvara, bloco de Balod, distrito de Durg (Chattisgarh) e na aldeia de Sargapur no distrito de Seoni (M.P.), em colaboração com os PHED estatais. As instalações funcionam em modo descontínuo e têm dois reactores de 1000 litros de capacidade cada. Para tratar 2000 litros de água bruta, são necessárias cerca de 4 horas para completar o processo de eletrocoagulação e sedimentação. Assim, 4000 litros de água podem ser tratados em 8 horas, o que é suficiente para a população de 700-800 pessoas para beber e cozinhar.

## C. Destilação: [49]

É o processo de purificação de um líquido por evaporação e condensação sucessivas. A destilação é um método comummente utilizado para purificar líquidos e separar misturas de líquidos nos seus componentes individuais. As unidades de destilação convertem água líquida em vapor e recolhem o vapor condensado para utilização. **(Figura 12)** O vapor contém muito pouco da matéria dissolvida presente na água que entra na unidade. A água líquida produzida a partir do vapor condensado contém muito pouco material dissolvido.

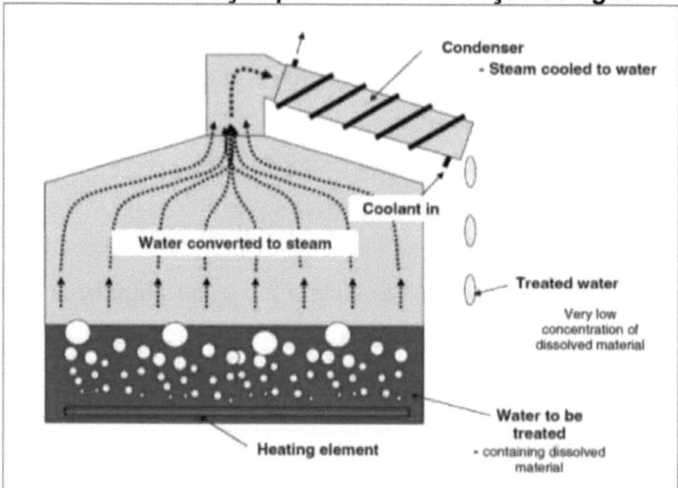


A destilação doméstica foi relatada para remover até 99% do flúor da água (Brown e Aaron, 1991), mas também foram relatadas percentagens muito mais baixas. A eficácia da destilação não é afetada pelo nível de pH da água. O material que é removido da água durante a destilação permanece no compartimento de destilação da unidade. Como resultado, desenvolvem-se depósitos no compartimento de destilação que precisam de ser removidos para que a unidade funcione eficientemente.

**1)** - **Prevenção da fluorose industrial:** $()^{30}$

No mundo ocidental industrializado, a fluorose industrial é um problema que tem atraído uma atenção considerável. A inalação de poeiras, gases ou fumos de fluoreto é tão prejudicial para a saúde como a ingestão de água ou alimentos que contenham fluoreto. A inalação de poeiras, gases ou fumos de flúor é tão prejudicial para a saúde como a ingestão de água ou alimentos que contenham flúor.

Os níveis de fluoreto no ambiente devem ser cuidadosamente monitorizados, especialmente em áreas onde há exposição a níveis elevados de fluoreto devido a actividades humanas, e a exposição global ao fluoreto deve ser determinada. Os trabalhadores das indústrias e das minas expostos a fluoretos devem ser monitorizados e deve ser assegurado que o teor de fluoreto na urina é inferior a 5 ppm (Zsogon 1989). Se se verificar que os trabalhadores sofrem de fluorose esquelética, devem ser retirados da exposição ao flúor.

O Central Pollution Control Board, Ministério do Ambiente e das Florestas, Governo da Índia (1998), estabeleceu um limite admissível para as emissões industriais de fluoreto inferior a 25 mg/Nm$^3$. [51]

No contexto de uma industrialização crescente, temos de assegurar que as indústrias do tipo acima referido não aumentem a carga de fluoreto nos tecidos da população e agravem ainda mais o problema. Num ambiente como o nosso, em que a população já está exposta aos riscos de fluorose devido aos elevados níveis de fluoreto na água potável, não devem ser acrescentados "insultos adicionais" do tipo acima referido.

Esta abordagem de fornecimento de água potável deve ser efectuada com as mulheres da aldeia envolvidas na intervenção, para que estas compreendam e tenham o direito de optar entre as opções disponíveis.

## 2) Intervenções nutricionais: [26]
Na maioria dos casos, a mitigação da fluorose é abordada principalmente através da desfluoretação da água. Na Índia, a desfluoretação da água é predominantemente aplicada a nível comunitário, utilizando sobretudo técnicas de desfluoretação à base de alumina activada. Há casos isolados em que os suplementos nutricionais também podem ser utilizados como parte das medidas curativas.

A nutrição parece desempenhar um papel crucial na redução da toxicidade do flúor. Alguns nutrientes contribuem para uma menor absorção de fluoreto no organismo e para a sua ejeção do mesmo. Por outro lado, a ingestão contínua de flúor também resulta em certas formas de desnutrição devido a uma menor absorção de certos nutrientes pelo organismo. Esta ligação bidirecional entre a fluorose e a subnutrição resulta numa espiral descendente de gravidade crescente da fluorose e da subnutrição.

A gestão dos doentes com fluorose e a recuperação completa dos efeitos adversos do flúor para a saúde podem ser alcançadas num período de tempo mais curto, se a intervenção nutricional centrada na ingestão adequada de cálcio, vitaminas C e E e antioxidantes for praticada em simultâneo com o consumo de água potável segura. Pode ser necessário salientar que os medicamentos e os comprimidos que contêm os nutrientes acima referidos podem ser evitados, uma vez que o doente necessita basicamente de uma dieta nutritiva e, devido a uma alimentação deficiente e inadequada, tornou-se vítima da doença. A suplementação de nutrientes através de um regime dietético tem sido considerada a melhor abordagem e é sustentável.

A dieta e os alimentos são substâncias que se consomem/ingerem pelo menos 2-3 vezes por dia e têm muito a ver com os hábitos e costumes do indivíduo, baseados na religião e noutras normas sociais. O aconselhamento em matéria de dieta/nutrientes deve basear-se em cinco princípios: 1) evitar alimentos e bebidas contaminados com flúor na dieta diária; 2) consumo adequado de uma dieta promotora de saúde; 3) fácil de praticar; 4) acessível; e 5) ter em conta os gostos e desgostos da família. Ao aconselhar a suplementação nutricional, pode ser necessário enfatizar os itens que são totalmente proibidos para um paciente com fluorose. Eles estão listados abaixo:

**Alimentos e outras substâncias ricas em fluoreto a evitar:**

• Sal grosso preto (Kala namak)

• Qualquer preparação que tenha utilizado sal grosso preto para dar sabor, por exemplo, aperitivos salgados, chaat masala, etc.

• Sal-gema vermelho (RRS) e preparações efectuadas com RRS.

• Chá preto (o chá com leite pode ser consumido, mas não o chá preto, ou seja, sem leite)

• Mastigar tabaco sozinho

• Mastigação de Supari (Aracanut) por si só

• Utilização de pasta dentífrica com flúor, elixir bucal, verniz e outros produtos disponíveis no mercado.

• Água potável com flúor.

• Utilização de Hajmola - que tem um elevado teor de sal-gema preto

• Utilização de Calcaria fluoride (medicamento da homeopatia)

• Utilização de Prozac ou outro antidepressivo contendo flúor ou outros medicamentos em tratamento prolongado.

**Nutrientes essenciais:**

Observou-se que o aconselhamento dietético é extremamente importante e que as mensagens transmitidas devem ser praticadas pelo doente, quer este seja instruído, menos instruído ou não instruído. Mesmo os pormenores mais pequenos têm de ser explicados, para que o doente compreenda os itens que deve considerar consumir para uma ingestão adequada de cálcio, vitaminas C e E e antioxidantes.

**Foco no Aconselhamento Nutricional:**

O foco do aconselhamento nutricional deve ser garantir que o doente tem uma ideia sobre quais as substâncias ou produtos alimentares disponíveis no mercado que são preferidos, para garantir que a dieta diária tem todos os 4 nutrientes essenciais. É igualmente necessário informar o doente sobre as diferentes receitas que pode utilizar para consumir o mesmo produto ao longo da semana, de modo a garantir uma ingestão adequada dos nutrientes. A acessibilidade e a sustentabilidade são as duas principais preocupações em que se deve basear o aconselhamento.

**Os nutrientes e as fontes frequentemente recomendadas são enumerados a seguir:**

• Cálcio - Leite, iogurte (Dahi), geleia (Gur), vegetais de folha verde, sementes de sésamo (Til), queijo/Paneer, Kamal kakdi (vegetal), Arbi (vegetal), sementes de cominhos (jeera), baquetas e folhas (vegetal)

• Vitamina C - Amla (groselha), goiaba, limão, laranja, tomate, chutney de folha de Dhania, cereais e leguminosas germinados e qualquer outro

• Vitamina E - Óleo vegetal, nozes, cereais integrais, legumes verdes, feijões secos e outros.

• Antioxidantes - Alho, gengibre, cebola branca, cenoura, papaia, abóbora, batata-doce e qualquer outra fonte conhecida pela sua riqueza em antioxidantes.

Se a dieta diária for rica em vegetais e frutas para obter as vitaminas e outros antioxidantes, numa questão de 10 a 15 dias, o efeito venenoso do flúor pode ser anulado e a recuperação será notável. É necessária uma abordagem abrangente para, em primeiro lugar, resolver o problema imediato da fluorose e, em seguida, analisar também a sustentabilidade a longo prazo desses bons hábitos nutricionais.

## 3) Coordenação multi-setorial:

Isso envolve a participação de todos os componentes da comunidade para que a mitigação da fluorose seja bem-sucedida.

• Envolvimento de engenheiros de saúde pública / pessoal do departamento de abastecimento de água para fornecer água potável segura dentro dos limites permitidos de flúor e também para monitorizar a qualidade da água durante todo o programa.

• Os médicos/profissionais de saúde devem ser colocados nos locais de prestação de cuidados de saúde, como os Centros de Saúde Primários (PHCs), os Centros de Saúde Comunitários (CHCs), o Hospital Distrital, etc. Devem receber formação sobre todos os aspectos da fluorose.

• Os professores das escolas devem receber formação sobre a identificação e as medidas de controlo da fluorose dentária e a sua diferenciação das cáries e de outras doenças dentárias.

• Os profissionais de saúde das aldeias e as ONGs devem receber formação sobre todos os aspectos da fluorose, para que possam transmitir a informação aos aldeões.

• Realização de campos de educação sanitária, palestras sobre os impactos e a atenuação da fluorose, campanhas de sensibilização para a fluorose, incluindo crianças em idade escolar

• A prevenção e o controlo da fluorose são facilmente alcançáveis numa área endémica. Para o efeito, é necessário desenvolver a aceitação da água potável e a prática de uma melhor nutrição de forma sustentável num agregado familiar/comunidade. As pessoas que residem em zonas endémicas devem ser sensibilizadas para os efeitos adversos do excesso de fluoreto na saúde e devem ser motivadas para se adaptarem aos métodos de atenuação da fluorose.

Este ataque em três vertentes pode revelar-se uma bênção para a população, especialmente para a geração mais jovem que vive em zonas ricas em flúor e que não tem outra opção senão beber a água contaminada com flúor e sofrer as consequências inevitáveis, incluindo deformações permanentes. Isto pode tornar este programa "Pelo povo - Para o povo".

# PROGRAMAS DE ATENUAÇÃO DA FLUOROSE

A doença incapacitante da fluorose não afecta apenas os ossos e os dentes, mas todos os tecidos e órgãos do corpo, levando à morte após uma doença prolongada. Trata-se de um problema de importância para a saúde pública.

Embora a doença fosse conhecida na Índia já na década de 1930, não foi identificada como um problema de saúde nacional até a Índia se tornar independente. O problema da fluorose é conhecido na Índia há muito tempo. A doença, anteriormente designada por "esmalte enegrecido", foi relatada pela primeira vez por Viswanathan (1935) como prevalecente em seres humanos na Presidência de Madras em 1933. Mahajan (1934) registou uma doença semelhante no gado em certas partes do antigo estado de Hyderabad. No entanto, Shortt (1937) foi o primeiro a identificar a doença como "fluorose" em seres humanos no distrito de Nellore de Andhra Pradesh [52]. Shortt e os seus colegas descobriram dez casos crónicos com uma história de 30 a 40 anos de ingestão de água contendo 2-10 ppm de fluoreto. Mais tarde, surgiram relatórios semelhantes noutras partes da Índia (Murthi et al 1953; Rao 1955; Chuttani et al 1962; Jolly 1973). O maior número de casos com manifestações neurológicas foi registado em dois cinturões endémicos: Punjab, Haryana, Rajasthan e Uttar Pradesh adjacente no norte da Índia e de Andhra Pradesh no sul da Índia.[53] Talvez a magnitude do problema e os possíveis métodos de o prevenir não tenham sido apreciados até recentemente (1986), quando o Governo da Índia lançou uma "Missão Tecnológica sobre Água Potável Segura". Uma das áreas de destaque desta missão é o controlo e a prevenção da fluorose. O fornecimento de água potável segura e a sensibilização das pessoas para os perigos do excesso de fluoreto na água potável assumiram agora um lugar importante neste programa.[54]

Até à data, foram empreendidos e conduzidos vários programas de atenuação da fluorose na Índia, bem como em diferentes partes do mundo. Alguns dos projectos de atenuação da fluorose que foram levados a cabo em todo o mundo são os seguintes

# 1. Desfluoretação em Ngurdoto Vilage, Tanzânia, utilizando um desfluoretador de balde: [55]

Em 1996, foi desenvolvido um forno a carvão vegetal na Estação de Investigação de Desfluoretação de Ngurdoto, Região de Arusha, Tanzânia, para produzir carvão de ossos a baixo custo e com um mínimo de problemas estéticos.

**Desfluoridador de balde:**

O balde desfluoretador era constituído por um balde de plástico cilíndrico de 20 litros, normalmente disponível no mercado e utilizado em casa. Foi colocada uma torneira 3-4 cm acima do fundo. Foi colocado um pedaço perfurado de tubo PEL como dreno. Foram colocados diretamente no balde 10 kg de carvão de osso, com um tamanho de grão de 1 a 4 mm. A água bruta foi adicionada pelos utilizadores até o balde ficar cheio. A água tratada foi diretamente utilizada para beber e cozinhar em casa. Os utilizadores foram instruídos a manter o carvão de osso submerso. **(Figura 13)**

A unidade foi carregada com água contendo 8,5 mg/L. A água foi adicionada em pequenas porções, 3-5 L de cada vez, cerca de 8 vezes por dia, ou seja, cerca de 32 L por dia. A água recolhida num dia foi misturada e testada quanto ao teor de fluoreto, pH, cor, sabor e cheiro. O filtro esteve a ser utilizado durante 2 meses.

**Figura 13: Desfluoridador de balde da estação de Ngurdoto**

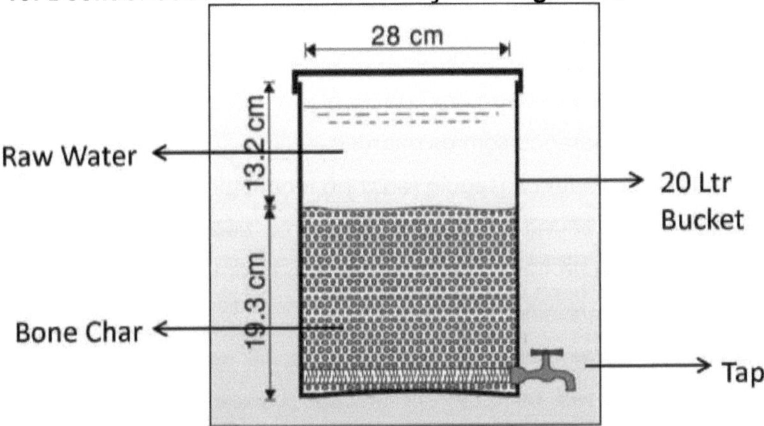


**Distribuição aos agregados familiares:**

O balde desfluoretador era normalmente preparado e vendido por um aldeão treinado por um preço de 6000 Tz Sh. (10 US$), incluindo os 10 kg de carvão de osso. No entanto, para o teste de campo, foram vendidos 10 desfluoridadores a diferentes famílias na aldeia de Ngurdoto a ½ preço, para permitir a monitorização do seu desempenho. Inicialmente, foi realizada uma reunião com as famílias para explicar a ideia do teste de campo.

**Testes no terreno:**

Os agregados familiares selecionados foram visitados 8 vezes durante um período de 13 meses, de setembro de 1996 a outubro de 1997. Todas as visitas foram efectuadas sem aviso prévio. Durante as visitas, a água bruta e a água tratada foram verificadas quanto ao teor de flúor e o estado do desfluoridador foi registado.

**Medição de fluoretos:**

A concentração de fluoreto foi medida utilizando um elétrodo seletivo de fluoreto (Metrohm 6.0502.150) e um elétrodo de referência Ag/AgCl (Metrohm 6.0726.100) ligado a um medidor de pH Metro hm 704. 5 mL de amostra foram misturados com 5 mL de TISAB e comparados com os padrões.

Em média, o desfluoretador conseguiu reduzir o teor original de fluoreto de 8,5 mg/L na água bruta para 0,37 mg/L na água tratada, ou seja, 95,6% de eficiência de remoção. Após 59 dias de funcionamento, em que foram tratados 32,5 L por dia, a concentração residual era ainda $\leq$ 0,7 mg/L.

Durante o período de monitorização de 408 dias, os agregados familiares foram inspeccionados 80 vezes no total. As únicas queixas expressas foram que a descarga da torneira era demasiado lenta.

## 2. Abordagem de resposta à procura para a prevenção da fluorose em Ban Sankayom, Tailândia: [56]

Este projeto foi realizado na aldeia de Ban Sankayom, no Norte da Tailândia, em 1999. Ban Sankayom é uma aldeia situada a 28 km a sul da cidade de Chiang Mai, no norte da Tailândia. Tem uma população de 1.043 pessoas, 325 agregados familiares. A aldeia tinha muitas fontes de água potável para consumo diário: praticamente um poço escavado para cada família, água da chuva, água engarrafada e dois poços profundos - um na escola e outro para o sistema de distribuição de água na aldeia. Os poços escavados eram por vezes abastecidos com uma pequena bomba que fornecia água pressurizada para a casa. O sistema de distribuição servia uma grande área da aldeia e estava disponível para as pessoas que tinham comprado uma ligação à casa.

**Nível de flúor:**

A análise de fluoreto revelou concentrações entre 0,1 e 10,3 mg/L (85 amostras, cobrindo todas as áreas de Ban Sankayom). Existiam dois furos na aldeia. Um estava ligado a um sistema de distribuição e tinha um teor de fluoreto de 0,8 mg/L. Esta água era fornecida apenas 1-2 horas de manhã e, na estação das chuvas, adicionalmente 1-2 horas ao fim da tarde. O outro furo situava-se na escola e tinha um teor de flúor de 6,7 mg/L.

**Técnica de desfluoretação:**

Os desfluoretadores de carvão ósseo foram introduzidos em alguns locais públicos e em alguns lares nos últimos dois anos. Os desfluoretadores de carvão ósseo foram produzidos na aldeia por um consultor de água local, o Sr. Lai. O Centro Inter-países para a Saúde Oral, ICOH, apoiou a produção de carvão ósseo e investigou a situação da fluorose na aldeia.

Sete desfluoridadores domésticos foram vendidos e instalados em casas particulares e 4 desfluoridadores públicos foram instalados na aldeia. O maior desfluoridador de carvão ósseo foi instalado na escola e outro no templo, tratando a água subterrânea do mesmo furo. O desfluoridador da escola foi financiado por uma organização privada. As concentrações de fluoreto no afluente e no efluente foram monitorizadas desde o início das operações.

**Resultados:**

Após cerca de 6 meses, os níveis de fluoreto atingiram 1,5 mg/L de fluoreto. Ao final do primeiro ano, o desfluoretador teve seu meio trocado, para iniciar um novo ciclo de operação.

## 3. Unidade móvel de autocarros do ICOH, Tailândia: [57]

A natureza do problema da fluorose na Tailândia difere de uma localidade para outra. Numa abordagem baseada no utilizador para combater a fluorose, é essencial que a análise do flúor na água potável das pessoas seja acompanhada de outros serviços necessários para o êxito do programa de atenuação. Para o conseguir, o ICOH, Intercountry Center for Oral Health, em Chiang Mai, Tailândia, lançou em 2002 a utilização de uma unidade móvel, um miniautocarro reconstruído, equipado e dotado de pessoal disciplinar múltiplo.

Os objectivos da unidade móvel foram definidos da seguinte forma:

- Fornecer informações relevantes sobre a fluorose em cada comunidade.
- Sensibilizar as comunidades para os efeitos do consumo excessivo de fluoreto na saúde.
- Servir a comunidade com análises no local do teor de fluoreto na água.
- Prestar aconselhamento técnico sobre as alternativas possíveis para resolver o problema na comunidade.

**Conceção do autocarro:**

Um velho miniautocarro de 20 lugares **(Figura 16)** foi modificado para servir de centro de serviço móvel. O orçamento para a modificação do miniautocarro foi de cerca de 10.000 Baht, o equivalente a 250 dólares americanos.

**Figura 16: Esboço de uma unidade móvel de autocarro**

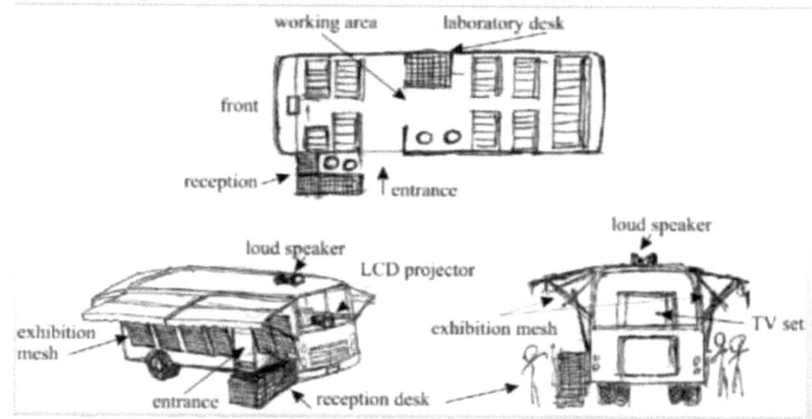


## Equipamento:

A unidade estava equipada com:

• Uma pequena instalação de laboratório que inclui um potenciómetro de eléctrodos no local.

• Um equipamento audiovisual que inclui um projetor LCD, um leitor de cassetes, um leitor de vídeo com ecrã e um microfone com amplificador.

• Uma instalação de exposição educativa que inclui stands, cartazes, quadros, mesas e assentos.

## Equipa profissional:

A equipa da unidade era composta por 4 profissionais, cada um com a seguinte tarefa

• Um funcionário da saúde pública, que utilizou a exposição, fez uma apresentação em vídeo e forneceu mais informações sobre a fluorose na Tailândia.

• Um técnico de laboratório, que demonstrou o procedimento de teste de fluoreto. Ele/ela também determinou o teor de flúor nas amostras de água que foram recolhidas pelas pessoas da comunidade e comunicou os resultados à comunidade e à base de dados do ICOH.

• Um responsável pela saúde oral, que examinou e prestou aconselhamento sobre

saúde oral das pessoas. Em especial, fez o rastreio da fluorose dentária nas crianças com idades compreendidas entre os 11 e os 13 anos e observou outras deformidades e sintomas de fluorose nos idosos.

• Um "motivador", ou seja, um representante de uma comunidade vizinha. Ele/ela partilharia as experiências de prevenção da fluorose da comunidade.

**Preparação da comunidade:**

Os locais para as actividades da unidade móvel eram propostos pelo líder da comunidade e podiam ser uma escola, um templo, um centro de saúde, um gabinete do órgão administrativo local ou qualquer outro local que tivesse eletricidade e fosse facilmente acessível aos aldeões. O órgão administrativo também informou os aldeões e todas as partes interessadas, ou seja, os trabalhadores da saúde, os trabalhadores comunitários do abastecimento de água, os líderes da liga do grupo de mulheres, etc., sobre o papel, o local, a hora e o objetivo da visita da unidade móvel. As pessoas foram informadas de que deveriam trazer as suas próprias amostras de água.

**Procedimento de trabalho:**

À chegada da unidade móvel ao local selecionado, a equipa discutiu o seu plano com o líder da comunidade, enquanto as amostras de água eram testadas quanto às suas concentrações de flúor. Os aldeões têm de pagar 50 Baht, ou seja, 1,25 dólares, por amostra. Enquanto esperavam pelo resultado do teste, o trabalhador da saúde pública e o "motivador" da comunidade vizinha experiente faziam as suas apresentações e iniciavam uma discussão de grupo. O dentista começaria então as actividades como descrito acima.

O resultado do teste de fluoreto seria escrito numa etiqueta verde se a concentração de fluoreto fosse inferior a 0,7 mg/L, ou seja, dentro do limite de segurança da Tailândia, ou numa etiqueta vermelha se a concentração de fluoreto fosse superior a este limite. As pessoas foram informadas de que uma etiqueta vermelha significa que não é recomendada para consumo.

O técnico de laboratório testou a água canalizada da comunidade e a água da escola. Os resultados destes testes foram depois discutidos com o líder da comunidade. Foram discutidas possíveis fontes alternativas de água e foram testadas amostras dessas fontes gratuitamente. Com base nos resultados destes testes, são recomendadas fontes de água alternativas.

**Áreas de atuação:**

Dos 70 organismos administrativos locais que participaram na reunião preparatória do encontro -Fluorose: Etiologia e Remédios", 28 (41%) solicitaram a visita da unidade móvel em 2002. Devido a limitações orçamentais, o ICOH só pôde atender 18 comunidades. Em 2003, houve mais 7 pedidos para a unidade móvel. Uma vez que todos os pedidos se situavam na parte norte da Tailândia, o ICOH pôde atendê-los a todos. As comunidades servidas pela unidade móvel situavam-se num raio de 250 km do ICOH.

**Resultados:**

Verificou-se que a unidade móvel foi bem sucedida na criação de preocupações sobre a fluorose e a água com elevado teor de flúor. Também aumentou a auto-confiança dos membros das comunidades na discussão, capacitou-os para sintetizar as alternativas na resolução dos seus problemas e para ajudar na transferência de conhecimentos e experiências para outras comunidades.

As comunidades visitadas pela unidade móvel decidiram, de acordo com a sua situação, levar a cabo uma ou mais das seguintes acções para resolver o seu problema:

- Fornecimento de tanques de água da chuva para água potável.
- Criação de fundos para a instalação posterior de tanques de águas pluviais.
- Mudança da fonte de água canalizada, na maioria dos casos, de poços profundos para poços pouco profundos.
- Alteração do abastecimento de água.
- Criar uma fábrica para produzir água potável engarrafada a baixo custo.
- Preparação e utilização de desfluoridadores de carvão de osso.

# PROGRAMA DE ATENUAÇÃO DA FLUOROSE NA ÍNDIA:

A Índia está entre as 23 nações do mundo onde ocorrém problemas de saúde devido ao consumo de água contaminada com flúor. Estima-se que 62 milhões de pessoas na Índia, em 17 dos 32 estados, sejam afectadas por fluorose dentária, esquelética e/ou não esquelética. O grau de contaminação da água com flúor varia entre 1,0 e 48,0 mg/l.

O Governo da Índia está preocupado com a gravidade e a enormidade do problema do excesso de fluoreto e com as suas graves implicações para a saúde. Foi criada uma Missão Nacional de Água Potável para implementar vários esquemas de água potável segura em toda a Índia. Tanto as técnicas de Nalgonda como as de alumina activada são consideradas bem sucedidas no país para a desfluoretação da água.

## 1) Projeto SARITA: [58]

No distrito de Dungarpur, no Rajastão, a mineralização de fluoreto está espalhada por 200 km2. Área. Além disso, rochas como o granito e os gnaisses graníticos estão expostas, o que faz com que as águas subterrâneas tenham uma quantidade excessiva de iões fluoreto. As fontes de água potável de mais de 150 das 827 aldeias contêm 1,5 a 8,5 ppm de fluoreto. Desde fevereiro de 1996, a SARITA lançou um projeto-piloto de investigação-ação (Programa de Mitigação da Fluorose) em quatro aldeias do distrito de Dungarpur, no Rajastão, com o patrocínio da UNICEF. Passados dois anos, devido ao envolvimento ativo da comunidade e à partilha de custos pelos utilizadores, foram acrescentadas mais duas aldeias ao programa em curso.

**Componentes do programa:**

a)  Actividades de sensibilização do público.

b)  Formação a nível comunitário.

c)  Inquérito de base.

d)  Estratégia de Informação-Educação-Comunicação.

e)  Análise da água nos períodos pré e pós-monção.

f)  Distribuição de hardware de conjuntos de bateria e filtros AA baseados em Nalgonda.

g)  Aquisição de produtos químicos, ou seja, alúmen e cal para o processo Nalgonda e NaOH e $H_2SO_4$ para a regeneração periódica dos grânulos de alumina activada esgotados.

h) Teste de campo de água desfluoretada.

i) Acompanhamento e avaliação quinzenais.

j) Metodologia e formação em matéria de regeneração.

k) Partilha dos custos pelos utilizadores.

l) Constituição de Comités Watsan, Pani Panchayats, e organização das suas reuniões mensais.

m) Exame médico dos pacientes antes e depois da intervenção.

n) Estratégia de replicação através do envolvimento do governo.

o) Documentação periódica e correção intercalar.

Foram desenvolvidos e apresentados instrumentos de IEC, tais como pinturas murais, cartazes, slogans, manifestações de estudantes, espectáculos de marionetas, nukkad natak, cassetes áudio-vídeo. Foram convocadas pessoas-recurso e peritos na matéria para uma formação de orientação a curto prazo.

**Resultados:**

As realizações dos últimos cinco anos são as seguintes:

a) 800 famílias de cinco aldeias adoptaram ambas as técnicas e aperceberam-se da importância da água desfluoretada.

b) A população local compreendeu agora a verdadeira causa da propagação da doença da fluorose.

c) Os beneficiários sentiram um alívio significativo em vários sintomas não esqueléticos da fluorose, ou seja, recuperação do apetite, menos dores nas costas, atividade na vida quotidiana, diminuição da formação de gases, menos sede, menos dores nas articulações, ausência de rigidez no pescoço, etc.

d) Foi observada uma partilha de 100 % dos custos das despesas recorrentes.

e) Foram constituídos comités Watsan, designados Pani Panchayats, em todas as aldeias para auto-sustentar o programa em curso.

f) Há uma participação ativa dos representantes eleitos pela comunidade, dos professores locais, dos funcionários da administração fiscal e do pessoal médico.

g) O aumento das actividades de informação-educação-comunicação permitiu que as pessoas adquirissem os filtros AA.

h) Foram formados assistentes sociais locais para efectuarem a regeneração periódica a nível das aldeias;

i)	Estreita ligação entre a UNICEF, o Departamento de Engenharia de Saúde Pública do Estado, a SARITA e as autoridades locais observadas no programa.

j)	A proposta de estratégia de reprodução baseada na necessidade sublinha a necessidade de um envolvimento efetivo dos utilizadores e do governo.

k)	Foram elaborados calendários especiais para o levantamento casa a casa, para o exame médico pré e pós-intervenção dos doentes com fluorose e para a monitorização quinzenal.

## 2) Projeto de atenuação da fluorose em Sonebhadra, UP: [59]

O distrito de Sonebhadra situa-se no panhandle oriental do Uttar Pradesh.

A maior parte da conhecida" Singrauli industrial area" situa-se nesta zona. Várias indústrias, como as centrais térmicas e a Hindalco, situadas nesta zona, são também fontes potenciais de fluoretos na água e no ar. A Banwasi Seva Ashram (BSA), uma organização voluntária local, identificou muitos casos de fluorose em dezenas de aldeias dos blocos de Chopan e Myorpur. Estes blocos são dominados por comunidades tribais.

Em 1999, a BSA efectuou testes de qualidade da água potável para determinar o teor de fluoreto, que revelaram concentrações de fluoreto entre 1,1 - 5,4 mg/L em nas águas superficiais e 0,5 - 5,9 mg/L nas águas subterrâneas.

Com a ajuda da BSA, o Peoples' Science Institute (PSI) iniciou um programa de testes de flúor e de atenuação da fluorose no distrito de Sonebhadra em setembro de 2004.

**Inquérito de saúde:**

O pessoal e os trabalhadores no terreno da BSA ajudaram a identificar as aldeias onde tinham sido registados casos de fluorose. Profissionais médicos da BSA e cientistas investigadores da PSI realizaram um inquérito sobre fluorose dentária a crianças (com idades entre os 6 e os 16 anos) em 41 escolas nas aldeias visadas, durante outubro-novembro de 2004. As crianças de todas as escolas preencheram os questionários do inquérito.

**Monitorização da qualidade da água:**

As aldeias que apresentavam fluorose dentária grave em mais de 50% das crianças foram selecionadas para a monitorização da qualidade da água. Entre dezembro de 2004 e março de 2005, foi efectuada uma monitorização a cem por cento das fontes de água potável nestas aldeias. As fontes incluíam poços abertos de betão e escavados, bombas manuais, riachos naturais, rios e lagoas (bandha). Foi monitorizada a qualidade da água de 1477 fontes de água em 21 aldeias. Os parâmetros de qualidade da água, como o pH, a condutividade eléctrica, a alcalinidade, a dureza total, a dureza cálcica, o cálcio e o flúor, foram analisados nas fontes de água. Devido a restrições logísticas, apenas o fluoreto foi monitorizado nas fontes de água de duas aldeias, Chetwa e Ammadad.

**Plano de atenuação da fluorose:**

Uma equipa especialmente organizada de trabalhadores comunitários, cientistas e artistas populares levou a cabo um Sandesh Yatra para mobilizar as comunidades das aldeias afectadas durante três semanas em janeiro de 2005 e fevereiro de 2005, cobrindo a totalidade das 21 aldeias visadas. Informaram as comunidades sobre os níveis de contaminação por flúor nas fontes de água domésticas das suas aldeias, a natureza da fluorose e as possíveis medidas para mitigar o problema. Actividades como espectáculos de marionetas, peças de teatro de rua, diálogos com os aldeões, colagem de cartazes e distribuição de panfletos sobre a fluorose foram levadas a cabo em cada aldeia visada. O mapeamento do teor de fluoreto nas diferentes fontes de água potável, juntamente com as famílias afectadas, também foi feito em cada aldeia.

Uma vez terminada a monitorização da qualidade da água e o Sandesh Yatra, realizou-se uma série de reuniões comunitárias em cada aldeia para discutir os planos de acesso à água potável. As questões discutidas nestas reuniões incluíam opções de mitigação, custos e sistemas de gestão. No final, cada aldeia preparou planos de mitigação pormenorizados utilizando esta informação.

**Resultados dos inquéritos:**

Mais de 3500 crianças participaram no inquérito sobre fluorose dentária realizado em 41 escolas primárias, secundárias e superiores nos blocos de Chopan, Dudhi, Myorpur e Babhani do distrito de Sonebhadra. Quase 50% das crianças tinham fluorose.

Parâmetros como o pH, a CE, a alcalinidade, a dureza e o cálcio encontravam-se dentro dos limites prescritos para a maioria das fontes de água. A concentração de cálcio era baixa nas fontes de água da maioria das aldeias monitorizadas. As concentrações de flúor eram superiores ao limite prescrito de 1,5 mg/l. nas fontes de água potável na maioria das aldeias. Para além do elevado teor de fluoreto nas fontes de água subterrânea, este era também elevado nas fontes de água superficial das aldeias de Parwakodwari-Naibasti, Piparhawa, Kathaundhi, Kusmaha, Raspahari, Bhantawari, Rajo e Nemna. As concentrações de fluoreto eram geralmente elevadas nas fontes de água com baixo teor de cálcio e elevada alcalinidade.

As concentrações de fluoreto variaram entre 0,2 e 15,5 mg/l em todas as 1477 fontes de água monitorizadas. Observou-se que as concentrações variavam consoante as fontes e a localização em cada aldeia. As concentrações de fluoreto eram muito mais elevadas nas fontes de água subterrânea do que nas fontes de água superficial.

**Estratégias de atenuação da fluorose:**

Os dados sobre as concentrações de fluoreto na água das diferentes fontes e a extensão da prevalência da fluorose foram partilhados com as comunidades em reuniões muito participadas em cada aldeia. Estas reuniões foram também utilizadas para aumentar a consciencialização sobre vários aspectos do assunto. As comunidades foram informadas sobre:

- As causas e os efeitos nocivos da fluorose
- Intervenções nutricionais
- Certas precauções na luta contra a doença
- Água potável, um direito fundamental
- Fontes alternativas de água potável segura no que respeita à concentração de fluoreto

Foram realizadas reuniões separadas com a comunidade em cada aldeia para determinar formas de aceder ao abastecimento de água com níveis seguros de fluoretos. Entre as opções consideradas estavam:

i)	Alargar o acesso às fontes de água potável existentes com uma concentração de fluoreto inferior a 1,5 mg/l

ii)	Renovação ou construção de poços sanitários em poços existentes com uma concentração de fluoreto inferior a 1,5 mg/l

iii)	Instalação de poços tubulares em locais de água potável

iv)	Recolha de águas pluviais no telhado

**v)** Desfloração da água utilizando a técnica de Nalgonda, alumina activada ou osmose inversa

Com base nestas discussões e na informação sobre os custos e os sistemas de gestão adequados para cada opção, cada aldeia preparou um plano detalhado de mitigação da fluorose. O custo estimado de Rs.80.70.000,00 correspondeu a um custo aproximado de Rs.632 por beneficiário. Entre as possíveis fontes de fundos identificadas com a ajuda dos aldeões estavam:

• Panchayats de aldeia: Podem aplicar medidas de atenuação até 50 000 rupias por ano

• Indústrias como a Hindalco, a NTPC ou a Kanoria Chemicals em Renukoot, que estão empenhadas na realização de actividades de bem-estar e desenvolvimento comunitário na região

• A Autoridade de Desenvolvimento da Área Especial de Singrauli, que é responsável pela execução dos planos de desenvolvimento a nível das aldeias

• Organizações de voluntariado na zona

• Missão Nacional de Água Potável Rajiv Gandhi

Este projeto foi possível graças a uma subvenção da Fundação Ford, Nova Deli.

## 3) Mitigação da fluorose no distrito de Nuapada, Orissa: [60]

O distrito de Nuapada foi criado a partir do antigo distrito de Kalahandi em 1992. Situa-se na parte ocidental de Orissa e faz fronteira com os distritos de Mahasamund e Raipur de Chhattisgarh. É predominantemente uma zona montanhosa e florestal. Cerca de sessenta por cento dos residentes de Nuapada pertencem às tribos catalogadas da Índia. Esta zona está privada dos serviços básicos da vida e sofre de pobreza e fome. As autoridades governamentais e as organizações comunitárias patrocinaram uma série de programas de desenvolvimento na zona ocidental de Orissa para melhorar o nível de vida dos habitantes desta zona.

A PSI, juntamente com a Sahbhagi Vikash Abhiyan (SVA), está a trabalhar em quatro distritos (Nuapada, Kalahandi, Bolangir e Burger) da região ocidental de Orissa. Entre maio de 2005 e julho de 2005, os trabalhadores da PSI e da SVA realizaram testes de flúor e inquéritos de saúde em 9 aldeias selecionadas, após o que foi elaborado um programa pormenorizado de atenuação da fluorose para essas aldeias.

**Resultados dos inquéritos:**

A fluorose dentária foi observada em 76% das 622 crianças inquiridas nas 9 aldeias selecionadas. Mais de metade das crianças (325) sofria de fluorose dentária ligeira, enquanto 132 sofriam de fluorose moderada e 15 foram diagnosticadas com fluorose dentária grave. A fluorose esquelética foi observada nas aldeias de Bastipada e Khandhapada da aldeia de Nuamalpada e na aldeia de Sukalpur.

As concentrações de fluoreto eram superiores ao nível aceite de 1,5 mg/l na maioria das fontes de água. A concentração mais elevada de fluoreto encontrada nestas fontes é de 7,5 mg/l na aldeia de Nuamalpada. As concentrações de fluoreto foram também monitorizadas nos rios Sundher, Indra e Patal Ganga. Todos eles tinham um teor de flúor inferior a 1 mg /l.

**Estratégias para a atenuação da fluorose:**

As diferentes opções de acesso a água potável identificadas pelos aldeões nos seus planos de mitigação da fluorose foram

i)      Utilização de fontes de água potável existentes com baixas concentrações de fluoreto

ii)      Conversão de poços abertos com menos de 1,5 mg/l de fluoreto em poços seguros e sanitários

iii)      Utilização das águas de superfície

iv)      Poços de areia

v)      Estruturas de recolha de água da chuva no telhado

vi)      Utilização de kits de desfluoretação

O investimento total necessário para 992 agregados familiares e 550 crianças em idade escolar é de 29.19.000 rupias, o que corresponde a um investimento de 417 rupias por pessoa. Dando provas de um elevado grau de autossuficiência, as comunidades afectadas ofereceram-se para contribuir com uma parte dos custos de capital.

**4)  Projeto de atenuação da fluorose no distrito de Dhar, MP:** [61]

O estado central da Índia, Madhya Pradesh, é uma das regiões gravemente afectadas pela fluorose, onde 24 distritos apresentam uma elevada concentração de fluoreto nas águas subterrâneas.

Neste contexto, a WaterAid (Reino Unido), o Vasudha Vikas Sansthan, Dhar e o

People's Science Institute, Dehradun iniciaram um programa de mitigação da fluorose em novembro de 2008 no distrito de Dhar, MP.

**Abordagens para avaliação e mitigação do flúor:**

•	Cartografia das fontes de água seguras e não seguras através de um controlo exaustivo da qualidade da água de todas as fontes - poços abertos, lagoas, furos

•	Avaliação da prevalência de fluorose nas crianças

•	Desenvolvimento de bio-indicadores através da medição do fluoreto urinário em adultos para avaliar o impacto da utilização prolongada de água potável mais tarde

•	Actividades de IEC (Informação, Educação e Comunicação) baseadas em temas para realçar os impactos adversos do flúor e a importância dos alimentos nutritivos e um programa de formação estruturado para a sensibilização da comunidade

**Análise:**

Foi efectuado um controlo do flúor em amostras de água de 109 fontes de 31 habitações, tendo a concentração média variado entre 0,41 e 11,6 mg/l. 67% das bombas manuais e 100% dos poços tubulares apresentavam um elevado teor de fluoreto, ao passo que as lagoas e os poços pouco profundos tinham água com uma concentração de fluoreto dentro dos limites permitidos.

Um inquérito dentário realizado a 1300 crianças com idades compreendidas entre os 6 e os 16 anos indicou que 33,5% das crianças sofriam de fluorose ligeira, 8% de fluorose moderada e 0,8% de fluorose grave. A comunidade exposta a uma concentração elevada de fluoreto na água potável apresentava níveis elevados de fluoreto urinário.

**Intervenção:**

Na área de intervenção, os aquíferos mais profundos tinham uma concentração mais elevada de fluoretos, enquanto os aquíferos pouco profundos tinham limites seguros de fluoretos. Por conseguinte, foi promovido um esquema de água potável baseado em poços abertos com um sistema de distribuição descentralizado em 12 aldeias (Kali kirai, Ahmadpura, Bahadra, Matlabpura, Anuppura, Badpipli, Bhutia, Nelda, Abdulpura, Tarapur, Lohgarpura e Katar). Foi também assegurado que todos os poços tinham proteção sanitária e estavam equipados com um dispositivo de extração manual como alternativa em caso de falha de eletricidade. A aldeia de Annupura foi mantida como aldeia de controlo, onde não foi feita qualquer intervenção.

**Resultados:**

Em 12 aldeias, foram criadas instalações sustentáveis e seguras de abastecimento de água potável e as organizações de base comunitária e as instituições a nível local foram capacitadas para uma operação e manutenção sustentadas. A comunidade tinha adotado fontes alternativas seguras, explorando aquíferos pouco profundos, uma vez que eram mais fáceis de operar e manter do que quaisquer soluções baseadas em tratamento ou filtragem.

Os resultados da análise do flúor urinário mostraram uma redução que varia entre 14 e 44% na concentração média de flúor urinário em quatro aldeias do projeto onde foi assegurada água potável segura. Isto mostra que as fontes de água pouco profundas podem ser uma opção a longo prazo para inverter os efeitos adversos do flúor. Por conseguinte, num terreno de rocha dura com a presença de uma zona meteorológica, a prevenção e o controlo da fluorose podem ser possíveis.

**5) Sachetana Plus: Projeto de mitigação de fluoretos:** [62]

O BAIF Institute for Rural Development, Karnataka (BIRD-K), uma organização sem fins lucrativos sediada no distrito de Tumkur, iniciou um programa de mitigação do flúor através da recolha de águas pluviais em 1996. Embora o BIRD-K tivesse trabalhado anteriormente em questões de subsistência e de desenvolvimento de bacias hidrográficas, o elevado teor de flúor no abastecimento de água potável no distrito e os impactos na saúde daí resultantes não lhes escaparam. Assim, com uma pequena subvenção do Centro Internacional de Investigação para o Desenvolvimento (IDRC), uma instituição de investigação canadiana, começaram a trabalhar na mitigação do flúor, experimentando e testando uma série de modelos com 15-20 famílias em Mundargi taluk, distrito de Gadag. Apoiado pelo seu êxito e pelo facto de esta intervenção poder aliviar um grande número de pessoas na região cercada e afetada pelo flúor, onde a quantidade de flúor era de cerca de 3 ppm e de 6 ppm em algumas aldeias, o BIRD-K alargou o seu programa, com o apoio da German Agro Action (GAA), a nove aldeias do distrito de Gadag. Foram experimentadas várias inovações para além da recolha de águas pluviais. Estas incluíam diferentes modelos de recolha de águas pluviais nos telhados, recarga de águas subterrâneas e programas de florestação maciça.

O sucesso do trabalho do BIRD-K resultou num interesse substancial nos círculos do Governo do Estado. Foi então conceptualizado um quadro de implementação para Sachetana. Os fundos para o mesmo foram provenientes do Programa Acelerado de Abastecimento de Água Rural (ARWSP).

Sachetana previa trabalhar em 65 aldeias de 4 taluks em 3 distritos afectados pelo flúor.

## Área do projeto:

Sessenta e cinco aldeias afectadas pelo flúor em 4 taluka espalhadas por 3 distritos de Karnataka-Mundargi (distrito de Gadag), Sira e Pavagada taluka (distrito de Tumkur), e Bagepalli taluka (distrito de Kolar). A precipitação média anual na área situa-se entre 430-495 mm e os níveis de flúor variam entre 1,0 mg/l e 5,34 mg/l.

**Beneficiários:** Os agregados familiares pobres das 65 aldeias selecionadas são os principais beneficiários. A população destas 60 aldeias é de cerca de 60000 habitantes.

**Duração do projeto:** junho de 2006 a maio de 2010.

**Parceiros do projeto:**

a. **Departamento de Desenvolvimento Rural e Panchayati Raj [RDPR], Governo de Karnataka:** Forneceu apoio financeiro para hardware

b. **Instituto BAIF para o Desenvolvimento Rural (BIRD-K):** (uma Organização Não Governamental (ONG), a agência de execução do projeto.

c. **Comunidade local:** Contribuição global de 23% dos custos totais.

d. **Arghyam:** uma fundação de concessão de subsídios que se centra nas águas subterrâneas e no saneamento. A Arghyam apoiou a BIRD-K, a ONG responsável pela implementação do programa, na criação de fundos rotativos de 20 lakh. Isto ajudou cerca de 5.600 agregados familiares a envolverem-se ativamente no projeto.

**Custo do projeto:** Custo total: Rs.15.40 crore (2006-2010)

**Projeto de Intervenção:**

O objetivo da intervenção era garantir a segurança da água potável ao nível dos agregados familiares, melhorando a disponibilidade de água com baixa concentração de flúor. O projeto também deu ênfase ao aumento da sensibilização, bem como à documentação do trabalho realizado e dos seus impactos. As principais actividades incluíam

-I- Construção de estruturas de captação de água para:

- Recolha de águas pluviais no telhado (para consumo doméstico)

- Recolha artificial de águas pluviais (para aumentar a recarga para diluir as águas subterrâneas)

- Recarga de poços (para diluir as águas subterrâneas)

- Recarga direta do aquífero (para diluir as águas subterrâneas)

- Lagoas agrícolas (para aumentar a recarga e diluir as águas subterrâneas)

-I- Purificação da água (desfluoretação):

- Filtros de areia lentos

- Desinfeção química das fontes de água

-I- Reforço das instituições e das capacidades:

- Actividades de formação e sensibilização para a monitorização da qualidade da água

- Formação de grupos de autoajuda (SHG)

O Arghyam incluía actividades adicionais, bem como dava ênfase a determinadas actividades:

Campos de sensibilização para a fluorose destinados às crianças em idade escolar,

*S* Acampamentos de sensibilização e visitas de exposição para as mulheres dos GAA e produção de cartazes e material publicitário para sensibilização

*S* Monitorização do teor de flúor na água potável e estudo do impacto das medidas tomadas no âmbito do projeto

A fim de garantir que a água captada era potável, foram efectuados testes periódicos à qualidade da água. Durante o trimestre de julho-09 a setembro-09, foram efectuados testes de $H_2S$ [para avaliar a contaminação bacteriológica]. Cerca de 94% das amostras foram consideradas potáveis. As amostras que não passaram nos testes de $H_2S$ foram aconselhadas a efetuar a cloração.

**6) Mitigação da fluorose nas aldeias do distrito de Nalgonda:** [63]

O distrito de Nalgonda, em Andhra Pradesh, é altamente afetado pela fluorose. 17 dos 21 distritos de Andhra Pradesh estão afectados. Os níveis de fluoreto nesses distritos variam de 2 a 7 mg/L. As tentativas anteriores de resolver o problema da fluorose em Nalgonda, utilizando a técnica de precipitação com alúmen, tiveram pouco êxito. Assim, a Sai Oral Health Foundation, assistida pelo Governo de Andhra Pradesh, adoptou uma estratégia de fornecimento de água com baixo teor de flúor nas aldeias afectadas através da utilização de desfluoridadores domésticos à base de carvão de ossos e de sistemas de recolha de águas pluviais.

**Área do projeto:**

Foram selecionadas duas aldeias, Anthampet e Batlapally, no distrito de Nalgonda. O nível médio de fluoreto na água potável das aldeias era de 3,7 e 3,8 mg/L, respetivamente. Doze crianças, com idades entre os 8 e os 13 anos, de Anthampet e 8 adultos, com idades entre os 27 e os 60 anos, de Batlapally foram recrutados para as avaliações.

**Intervenção:**

Em Anthampet, foram instalados 90 desfluoridadores de carvão ósseo e, em Batlapally, foram construídas 11 unidades de recolha de águas pluviais. Para além dos

água com baixo teor de flúor, 9 crianças da aldeia de Anthampet receberam, diariamente, 6000 U.I. de vitamina A, 400 U.I. de vitamina D e 500 mg de cálcio.

**Resultados:**

Em média, registou-se uma diminuição de 38 % do fluoreto urinário, um aumento de 6 % do cálcio sérico, um aumento de 5 % do fósforo sérico e um aumento de 8 % da fosfatase alcalina sérica. Além disso, foi observada uma diminuição significativa das dores articulares, uma melhoria dos movimentos corporais e um alívio dos problemas gástricos e da sensação de ardor ao urinar.

Os aldeões expressaram uma elevada aceitabilidade dos desfluoridadores de carvão de osso utilizados e do sistema de recolha de águas pluviais.

## 7) Mitigação Integrada da Fluorose, Madhya Pradesh: [64]

O Madhya Pradesh é um estado localizado no centro da Índia. Mais de 80% dos 48 distritos de MP são afectados por níveis elevados de fluoreto.

**Área do projeto:**

Dois distritos (Jhabua e Dhar) foram selecionados como locais de aplicação.

**Parceiros do projeto:**

a.    Instituto Nacional de Investigação em Engenharia do Ambiente (NEERI)

b.    UNICEF

c.    Centro Regional de Investigação Médica para as Tribos (ICMR)

d.    Departamento de Engenharia de Saúde Pública, Governo de Madhya Pradesh

**População do projeto:**

1000 crianças de ambas as aldeias foram submetidas a um estudo dentário utilizando o estudo de Dean e a Avaliação Quantitativa do Risco Químico (QCRA) em março de 2005.

**Intervenção IFM:**

A intervenção incluiu a diluição e a desfluoretação da água e suplementos nutricionais tanto nas escolas como nas comunidades. O resultado da QCRA indicou que 60% do flúor estava a ser consumido a partir dos alimentos e 40% a partir da água. Com base na QCRA, foram determinadas três categorias de riscos:

a.    Categoria de alto risco onde a intervenção incluiu IEC, desfluoretação doméstica, suplementação nutricional e gestão da água.

b.    Categoria de risco moderado, incluindo IEC, desfluoretação doméstica e suplementação nutricional.

c.    Categoria de baixo risco em que a atenuação incluiu IEC e suplementação nutricional.

**Resultados:**

Após as intervenções, foi novamente realizado um inquérito dentário às mesmas 1000 crianças. Os resultados do inquérito do Dean indicaram uma redução na prevalência de fluorose de grau em 86%, fluorose de grau II em 775 e fluorose de grau III em 60%.

Globalmente, o IFM resultou numa redução drástica da prevalência da fluorose dentária e na melhoria do estado de saúde.

**8) Mitigação da fluorose em Purulia, Bengala Ocidental:** [65]

**Área e duração do projeto:**

Um estudo de intervenção longitudinal foi iniciado no mês de outubro de 2010 na aldeia de Chotolrga, no distrito de Purulia, em Bengala Ocidental, que é um dos distritos endémicos de Bengala Ocidental, e concluído no mês de dezembro de 2011 para avaliar a ocorrência de várias manifestações dentárias, esqueléticas e não esqueléticas de fluorose e o impacto da ingestão de água potável nestas manifestações.

**População do projeto:**

O teor de flúor dos poços tubulares nessa zona variava entre 1,15 mg/lit e 4,16 mg/lit (relatório PHED do Governo de Bengala Ocidental, 2008), sendo o limite admissível <1,5 mg/lit. Trinta e seis famílias pertencentes a duas aldeias (Mahatopara e Mudipara) na aldeia de Chotolrga, com 104 membros da família (62 de Mahatopara e 42 de Mudipara) que só bebem água de um poço tubular específico da escola primária de Chhotalrga com um nível de flúor de 4,16 [Fonte: Bengal Science and Engineering College (BESU)] foram selecionadas como população de estudo.

Após a instalação de um filtro comunitário no mês de março de 2011 no local acima referido do poço tubular da escola primária de Chhota-Irga, as famílias acima referidas começaram a utilizar a água do filtro comunitário com um nível de flúor de 0,96 mg/lit (Fonte: BESU) para beber e cozinhar. Assim, todas as famílias selecionadas tinham um historial de consumo de água de uma fonte não segura antes de consumirem água do filtro comunitário.

**Exame dos sintomas de fluorose:**

Os membros da família foram posteriormente reexaminados em meses alternados nos meses de junho de 11, julho de 11, agosto de 11 e dezembro de 11 durante seis meses para determinar as alterações nas manifestações clínicas após o consumo de água potável do filtro comunitário fornecido.

A água também foi recolhida dos filtros para testes químicos (incluindo o nível de fluoreto) e bacteriológicos e a eficácia dos filtros na remoção de fluoreto e bactérias foi monitorizada regularmente. A fluorose dentária, a fluorose esquelética e a fluorose não esquelética foram avaliadas através de definições de casos e critérios de diagnóstico desenvolvidos pela Fluorosis Research and Rural Development Foundation, Nova Deli.

**Resultados:**

A prevalência de sinais e sintomas de fluorose dentária, esquelética e não esquelética foi de (18,26%), (18,26-43,26%) e (12,49

38,46%) entre a população estudada. A retirada da(s) fonte(s) identificada(s) de flúor através do fornecimento de filtros comunitários que fornecem água potável, juntamente com intervenções nutricionais, conduziu a uma diminuição de 1,92% das manifestações de    fluorose dentária                          , 2,88-18,    26% de diminuição de

manifestações        de        fluorose        esquelética        e

diminuição de 3,8-5,77%                                      em

manifestações de fluorose não esquelética no prazo de seis meses. Após a motivação repetida dos participantes durante a visita, também se registou uma diminuição de 2,88% na utilização de pasta de dentes com flúor, uma diminuição de 4,81% no consumo de chá preto de limão, supari e tabaco. Verificou-se um aumento da prevalência de fluorose dentária, esquelética e não esquelética na população estudada.

## 9) Centro de Mitigação da Fluorose: [66]

O Centro de Mitigação da Fluorose (FMC) é um conceito único que está a ser considerado como um centro regional de recursos para a fluorose. O CVP é um local único para todas as informações sobre a fluorose e pode desempenhar um papel crucial na coordenação de vários esforços de diferentes departamentos governamentais - água potável, saúde, bacias hidrográficas, meios de subsistência, educação, Panchayat, ONG, hospitais, médicos, universidades, escolas, peritos externos, instituições populares e todos os contribuintes interessados numa única plataforma. O CVP em Jhabua (MP) já começou a desempenhar este papel e a resposta atual das partes interessadas afirma a nossa expetativa quanto à necessidade de um centro deste tipo em todas as regiões afectadas pela fluorose.

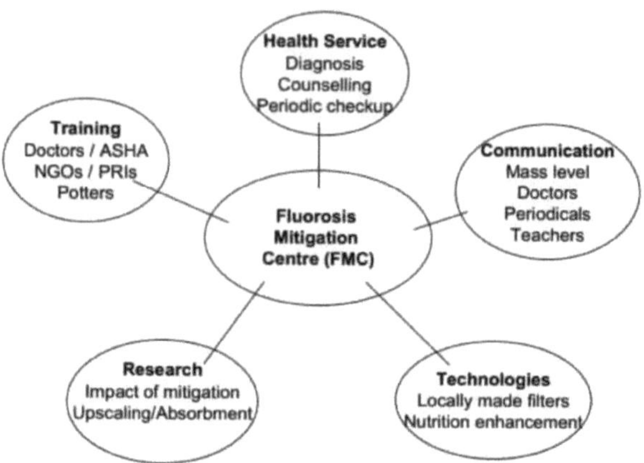


**Figura 17: Conceito de CVP**

O CVP - Jhabua foi inaugurado na segunda-feira, 2 de agosto de 2010. Desde então, tem levado a cabo uma série de actividades que o tornaram num centro de recursos local sobre este tema. Através da realização de inquéritos a nível distrital, do desenvolvimento de tecnologias locais, da comunicação intensiva visando a mudança de comportamentos e influenciando políticas através de workshops e comunicação de massas, o CVP está agora a mostrar um modelo a replicar também noutras áreas afectadas pela fluorose. Algumas das realizações do CVP-Jhabua em junho de 2012 estão listadas:

- Um inquérito sobre a fluorose dentária em 50 escolas de Jhabua
- Desenvolvimento de filtros de água e de produtos nutricionais para a atenuação da fluorose

- Programa de comunicação com 6 aldeias

- Implementação de um programa de atenuação em 2 aldeias

- Distribuição de filtros de água a 40 famílias e de produtos nutricionais a 100 doentes

## PROGRAMA NACIONAL DE ÁGUA POTÁVEL RURAL - Movimento para garantir a segurança da água potável nas zonas rurais da Índia (NRDWP): [67]

O fornecimento de água potável é uma necessidade básica. O abastecimento de água potável nas zonas rurais é um assunto de Estado e foi incluído no Décimo Primeiro Programa da Constituição da Índia, entre os assuntos que podem ser confiados aos Panchayats pelos Estados. Para acelerar o ritmo de cobertura das aldeias problemáticas no que respeita ao abastecimento de água potável, o Governo da Índia introduziu o Programa Acelerado de Abastecimento de Água às Zonas Rurais (ARWSP) em 1972-73, para apoiar os Estados e as UT com assistência financeira e técnica na execução de projectos de abastecimento de água potável nessas aldeias. A fim de abordar as principais questões como a sustentabilidade, a disponibilidade e o abastecimento de água, a má qualidade da água, etc., as diretrizes para o abastecimento de água potável nas zonas rurais foram revistas a partir de 1.4.2009. O programa revisto é conhecido como Programa Nacional de Água Potável em Meio Rural.

**Objetivo nacional:**

Fornecer a cada habitante rural água potável adequada para beber, cozinhar e satisfazer outras necessidades domésticas básicas numa base sustentável

**Visão:** Água potável segura para todos, em qualquer altura, na Índia rural.

**Objectivos:**

- Garantir a segurança permanente da água potável nas zonas rurais da Índia .
- Garantir a segurança da água potável através de medidas melhorar/aumentar as fontes de água potável existentes e a utilização conjunta das águas subterrâneas, das águas superficiais e da recolha de águas pluviais com base no orçamento da água da aldeia e no plano de segurança preparado pela comunidade/governo local.
- A questão da potabilidade, fiabilidade, sustentabilidade, conveniência, equidade e preferência dos consumidores devem ser os princípios orientadores durante o planeamento de um sistema de abastecimento de água baseado na comunidade.

- Permitir que as comunidades monitorizem e mantenham a vigilância das suas fontes de água potável.

- Assegurar que todas as escolas e anganwadis tenham acesso a água potável.

**Fundos:**

Em 2013-14, foram afectados 11 000 milhões de rúpias ao abrigo do NRDWP. Os governos estaduais estão investidos de poderes para planear, aprovar e executar regimes de abastecimento de água potável para atingir os objectivos. Os governos estaduais, em consulta com o Ministério Central, preparam anualmente planos de ação anuais (AAP) para implementar regimes de abastecimento de água rural para cobrir habitações parcialmente cobertas e afectadas pela qualidade e para outras actividades.

Até 15% dos fundos atribuídos aos Estados no âmbito do PNRDA podem ser utilizados para métodos de operação e manutenção (O&M). O Estado pode utilizar 10% da sua dotação para garantir a sustentabilidade das fontes de água potável. Por outro lado, 5% da dotação nacional destina-se a ser atribuída aos Estados com habitações afectadas por contaminação química e às zonas que registam casos de encefalite japonesa e de encefalite aguda (JE/AES). Além disso, 67% dos fundos atribuídos aos Estados podem ser utilizados para a cobertura de habitações afectadas pela qualidade da água. Foi criada uma componente separada de controlo e vigilância da qualidade da água, com 3% da dotação do PNRDA, para reforçar as práticas de controlo da qualidade da água nos Estados. 10% dos fundos ao abrigo do NRDWP são mantidos para atribuição aos Estados com base nas suas pontuações MDI.

**Componentes:**

A nível estatal, o PNRDA tem 5 componentes. O funcionamento e a manutenção incluem as despesas de funcionamento, reparação e substituição dos projectos de abastecimento de água potável. A dotação destinada à Sustentabilidade será utilizada para incentivar os Estados a alcançarem a segurança da água potável através de fontes e sistemas sustentáveis. A sustentabilidade é a manutenção da quantidade desejada e do padrão de qualidade aceitável dos serviços de abastecimento de água durante toda a vida útil dos sistemas de abastecimento de água. Os projectos no âmbito desta componente incluem a construção de diques subterrâneos (para controlar o fluxo das águas subterrâneas e elevar o nível do lençol freático), a instalação de sistemas de abastecimento de água canalizada de bomba dupla baseados na energia solar, etc. A cobertura implica o fornecimento de água potável segura e adequada às habitações não servidas ou parcialmente servidas. A dotação da componente "qualidade" será utilizada para melhorar a qualidade da água potável. As actividades de apoio incluem a criação de laboratórios de análise da água a nível distrital e subdivisional, o fornecimento de hardware e software para o sistema de gestão da informação (MIS) a nível distrital e subdivisional e as actividades de sensibilização e de formação levadas a cabo pelo Estado.

Os Estados serão convidados a preparar planos de segurança da água potável a nível distrital para adotar estruturas de sustentabilidade através da convergência com o MGNREGA, o programa integrado de gestão das bacias hidrográficas (IWMP) e financiar as lacunas do plano a partir da componente de sustentabilidade do NRDWP. Esta componente será implementada de forma descentralizada, gerida pela comunidade e orientada para a procura, uma vez que, de acordo com a 73.ª Emenda à Constituição, a responsabilidade pela água potável pode ser transferida para as instituições Panchayat raj (PRI). Em muitos Estados, os sistemas de abastecimento de água potável nas zonas rurais foram transferidos para os PRI para efeitos de exploração e manutenção.

# PERSPECTIVA FUTURA

No passado, muitos dos nossos problemas de saúde foram objeto de recuperação e de soluções. Mas estes foram objeto de programas de comunicação maciços para sensibilização e formação dos profissionais de saúde. Nada disto aconteceu com a fluorose, ainda que em grande escala. Os meios de comunicação de massas ou as redes sociais têm, sem dúvida, um papel a desempenhar neste domínio.

O Governo tem um papel fundamental a desempenhar no controlo da fluorose. O Governo do Rajastão incluiu um capítulo sobre a atenuação da fluorose no currículo dos alunos da classe VIII. O governo deveria abrir caminho para parcerias público-privadas no processo de mitigação. O Governo de Tamil Nadu, com financiamento do Banco Japonês para a Cooperação Internacional (JBIC), levou a cabo um projeto deste tipo, ou seja, o Projeto Integrado de Água Potável de Hogenakkal, para atenuar a fluorose, utilizando a parte de Tamil Nadu da água do rio Cauvery. O projeto tem por objetivo fornecer água potável segura aos distritos de Dharmapuri e Krishnagiri, em Tamil Nadu, propensos à seca e afectados pela fluorose. As autoridades competentes deveriam empreender mais projectos deste tipo para erradicar a fluorose das zonas endémicas.

Os médicos estão no centro deste problema. Mesmo para a venda de filtros de remoção de fluoreto, é necessário o envolvimento dos médicos. Talvez seja necessário adotar um modelo de incentivo para os médicos na promoção desses filtros, à semelhança do que acontece com alguns medicamentos, como fazem algumas empresas farmacêuticas. Se a água é vista como uma das principais causas da fluorose e a prevenção é possível, então os regimes de seguro de saúde podem ser utilizados para resolver este problema? O programa nacional de seguro de saúde rural (ao abrigo do NRHM) está atualmente a ser implementado em todo o país. Nesse caso, os hospitais que agora fazem parte deste esquema estariam mais ativamente envolvidos na mitigação da fluorose.

Em suma, é necessário disponibilizar localmente um pacote completo de opções para os doentes com fluorose. Atualmente, mesmo para os doentes que podem pagar, não existe nenhum local onde se possam dirigir para obter aconselhamento sobre as doenças e as opções curativas. Se for necessário comprar um filtro doméstico para a desfluoretação, não existe um serviço deste tipo disponível em lado nenhum. E se tudo isto estiver presente em conjunto? isto é, aconselhamento médico e opções curativas. Estes centros de apoio deveriam ser criados nas zonas de preocupação. Mesmo no caso dos filtros de remoção de fluoreto, um centro deste tipo tem de oferecer manutenção aos filtros, por exemplo, reparação de peças, regeneração de alumina activada, etc. Para além disso, estes centros de apoio devem ser responsáveis pela formação dos médicos e pela sua educação para o diagnóstico correto da fluorose e para as medidas preventivas. No entanto, estas ideias precisam de ser testadas à escala piloto antes de poderem ser transportadas para um nível nacional.

# RESUMO
"Muito já foi feito, mas ainda há muito por fazer"

É difícil tirar qualquer conclusão para este problema multifacetado da fluorose ou propor uma estratégia universalmente aceite, que seria "boa" para todos. As pessoas precisam de água, por isso vão às profundezas do subsolo e acabam por colher água venenosa em maior quantidade, acabando por ser apanhadas na armadilha da "fluorose" irreversível.

A fluorose continua a ser um problema endémico. Estão a ser descobertas regularmente cada vez mais áreas afectadas pela fluorose em diferentes partes do país. As crianças do grupo etário dos 0 aos 12 anos são as mais susceptíveis à fluorose, uma vez que os tecidos do seu corpo se encontram numa fase de formação/crescimento durante este período. As mulheres grávidas também devem ser protegidas, uma vez que existe uma preocupação crescente com os efeitos do flúor no feto.

É evidente, com base em estudos efectuados por vários investigadores de todo o mundo, que o flúor nas águas subterrâneas tem sido um problema potencial para a sociedade humana. Uma certa quantidade de fluoreto é essencial para o corpo humano, para que os dentes e os ossos sejam saudáveis. Mas quando estão presentes acima do limite recomendado pela OMS e pelo BIS, ou seja, 1,5 mg/l, resultam em fluorose dentária ligeira até à fluorose esquelética incapacitante, à medida que a quantidade e o período de exposição aumentam. A fluorose dentária é mais prevalente nas crianças do que nos adultos. Para além da fluorose, existem também vários distúrbios de saúde devidos à ingestão de água potável com elevado teor de fluoreto. Para remediar as águas subterrâneas com elevado teor de fluoreto, são adoptadas técnicas de desfluoretação. O tratamento no local inclui métodos de recarga artificial, tais como a recolha de águas pluviais, a construção de barragens de controlo, lagoas de percolação, a facilitação da recarga de águas pluviais através de poços existentes, etc.

Concentrações relativamente baixas, tomadas durante um período de tempo mais longo, mostraram mesmo efeitos prejudiciais conclusivos no desenvolvimento humano e animal. É impossível controlar a dose porque as pessoas bebem quantidades diferentes de água. Assim, a dose de flúor não pode ser regulada. A fluoretação é também questionável aos olhos de muitos porque priva o indivíduo do direito de liberdade de escolha numa questão de cuidados de saúde pessoais. O fornecedor de água (autoridade local) tem a responsabilidade de tornar a água tão segura quanto possível para beber, e não de a transformar num veículo para afetar o corpo do consumidor. Não existe nenhum estudo pormenorizado aceite a nível de diagnóstico que possa relacionar a quantidade de fluoreto com o tipo de fluorose. Assim, o princípio da precaução é melhor do que a cura é a única e melhor solução para lidar com a ameaça do flúor.

A preocupação com a disponibilidade de água potável e o esgotamento dos lençóis freáticos continuará a ser um desafio importante para satisfazer as necessidades de água num futuro próximo. Por conseguinte, as fontes alternativas de água e a conservação da água devem ser implementadas de forma mais agressiva nas áreas de preocupação.

# REFERÊNCIAS

1. Fawell J, Bailey K, Chilton J, Dahi E, Fewtrell L, Magara Y. Fluoride in drinking water. Londres: IWA Publishers; 2006.

2. Indian Minerals Yearbook. Parte III: Mineral Reviews. 51st Edition. Nagpur; 2012. Capítulo 12, Criolita; p. 2-5.

3. Fluoretos e saúde oral. Genebra: OMS; 1994. 37p. Relatório n°: 846.

4. Fluoretos e saúde humana. Genebra: OMS; 1970. 357p. Monografia n.°: 59.

5. Liteplo R, Gomes R, Howe P, Malcolm H. Fluorides. Genebra: OMS; 2002. 257p.

6. Factos científicos sobre o flúor [Internet]. 2002 [citado 2014 maio 12]. Disponível em: www.greenfacts.org/en/fluoride/.

7. Brindha, K, Elango L. Fluoreto nas águas subterrâneas: Causas, Implicações e Medidas de Mitigação. In: Monroy SD (Ed.) Propriedades dos Fluoretos, Aplicações e Gestão Ambiental. 2011; 111-36.

8. Mandal A, Ray S, Mandal SK, Roy T, Mallik R, Deoghuria D. A Study on Spirometric Evaluation of Lung Volume Restriction in Prediagnosed Cases of Skeletal Fluorosis (Um estudo sobre a avaliação espirométrica da restrição do volume pulmonar em casos pré-diagnosticados de fluorose esquelética). Jornal de Evolução das Ciências Médicas e Dentárias. 2014; 3(27): 7558-62.

9. Arlappa N, Atif Qureshi I, Srinivas R. Fluorosis in India: an overview. Int J Res Dev Health. 2013; 1(2):97-102.

10. Muralidharan D, Rangrajan R, Shankar GBK. Vicious cycle of fluoride in semi-arid India - a health concern. Current Science. 2011; 100(5):638-40.

11. Andalo Tenuta LM, Cury JA. Flúor: seu papel na odontologia. Braz Oral Res. 2010; 24(Spec Iss 1):9-17.

12. Peter S. Essentials of Preventive and Community Dentistry (Fundamentos da Medicina Dentária Preventiva e Comunitária). 4th Edition. Nova Deli: Arya Publishing House; 2003.

13. Jayaprakash K. A Short TB of Preventive and Community Dentistry. Nova Deli: Jaypee Brothers Medical Publishers Pvt Ltd; 2004.

14. Hamilton IR. Biochemical effects of fluoride on oral bacteria (Efeitos

bioquímicos do flúor nas bactérias orais). J Dent Res. 1990; 69 Spec No:660-7; discussão 682-3.

15.		Shekar C, Cheluvaiah MB, Namile D. Prevalence of Dental Caries and Dental Fluorosis among 12 and 15 Years Old School Children in Relation to Fluoride Concentration in Drinking Water in an Endemic Fluoride Belt of Andhra Pradesh. Indian J Public Health. 2012. 56(2): 122-28.

16.		McIvor ME. Toxicidade aguda do flúor. Fisiopatologia e tratamento. Drug Saf. 1990; 5(2):79-85.

17.		Whitford GM. Toxicidade aguda do fluoreto ingerido. Monogr Oral Sci. 2011; 22:66-80.

18.		DenBesten P, Li W. Toxicidade crónica do flúor: Dental Fluorosis. Monogr Oral Sci. 2011; 22:81-96.

19.		Kwan EL. Dental Fluorosis [PG Thesis]. Sydney: Universidade de Sydney; 1976.

20.		Chandrashekhar J. Dental fluorosis [Internet]. 2012 [citado em 2014Maio15 ].		Availablefrom		: http://shodhganga.inflibnet.ac.in/bitstream/10603/3906/11/11 c hapter%202.pdf.

21.		Pratusha Ng, Banji OJF, Banji D, Ragini M, Pavani B. Fluoride toxicity - A Harsh Reality (Toxicidade do flúor - Uma dura realidade). Revista Internacional de Investigação em Farmácia. 2011; 2(4):79-85.

22.		Krishna KR, Sasikiran NOA. Fluorose - Uma Atualização. Revista Internacional de Investigação em Ciências Farmacêuticas e Biomédicas. 2013; 4(4):1084-8.

23.		Singh A, Dass R, Hayreh SS, Jolly SS. Skeletal changes in endemic fluorosis. J Bone Joint Surg. 1962; 44B(4):806-15.

24.		Zhavoronkov AA. Formas não esqueléticas de fluorose. Arkh Patol. 1977; 39(3):83-91.

25.		Shin RD, Silverberg MA. Toxicidade do flúor: Pathophysiology [Internet]. 2011 [citado em 2014 maio 22]. Disponível em: http://emedicine.medscape.Com/article/814774-overview#.

26.		Susheela AK. FLUOROSE - Deteção precoce e tratamento [Internet]. [citado em 2014 maio 22]. Disponível em:

http://www.fluondeandfluorosis.com/Repnnts/pdf/2Jn%20Touch .pdf.

27.     Rabinowitch IM. Acute fluoride poisoning. Can Med Assoc J. 1945; 52(4):345-9.

28.     Akpata ES. Tratamento terapêutico da fluorose dentária: Uma revisão crítica da literatura. S J Oral Sci. 2014; 1(1):3-13.

29.     Sherwood IA. Fluorose opções de tratamento variadas. J Conserv Dent. 2010; 13(1):47-53.

30.     Susheela AK. Epidemiologia e controlo da fluorose na Índia. Fluoride. 1985; 18(2):120-1.

31.     Kanthe VN. Avaliação da qualidade da água e inquérito à saúde na aldeia de Dhundi - um estudo de caso. Revista Internacional de Investigação em Tecnologia do Advento. 2014; 2(1):38-42.

32.     Piddennavar R, Pushpanjali K. Revisão das técnicas de desfluoretação da água. O Jornal Internacional de Engenharia e Ciência. 2013; 2(3):86-94.

33.     Perera R, Johnson N, Usgodaarachchi U, Ariyananda T. Prevention of dental fluorosis by harvesting rain water in Srilanka (Prevenção da fluorose dentária através da recolha de água da chuva no Srilanka). Fluoride. 2013; 46(1):29-33.

34.     Shrivastava BK, Vani A. Comparative Study of Defluoridation Technologies in India (Estudo comparativo das tecnologias de desfluoretação na Índia). Asian J Exp Sci. 2009; 23(1):269-74.

35.     Daw RK. Experiências com a desfluoretação doméstica na Índia. Trabalho apresentado na: 30ª Conferência Internacional da WEDC; 2004; Vientiane, Lao PDR.

36.     Iyenger L. Technologies for fluoride removal [Internet]. [citado em2014Junho1     ].     Disponível em     :
http://www.samsamwater.com/library/TP40 22 Technologies f or fluoride removal.pdf

37.     Rajchagool S. O desfluoretador ICOH aplicado. Em: Dahi E, Bregnhoj H, editores. Actas do 1º Workshop Internacional sobre Prevenção da Fluorose e Desfluoretação da Água. 18-22 de outubro de 1995; Ngurdoto, Tanzânia. Nova Zelândia: Sociedade Internacional de Investigação sobre Fluoretos. 115-7.

38.     Coetzee PP, Coetzee LL, Puka R, Mubenga S. Caracterização de argilas sul-africanas selecionadas para a desfluoretação de águas naturais. Water SA.

2003; 29(3): 331-8.

39. Mariappan P, Vasudevan T. Domestic Defluoridation Techniques And Setor Approach For Fluorosis Mitigation [Internet]. [citado em 2014 junho 15]. Disponível em: www.twadboard.gov.in.

40. Parlikar AS, Mokashi SS. Defluoridation Of Water by Moringa Oleifera-A Natural Adsorbent. Jornal Internacional de Ciência da Engenharia e Tecnologia Inovadora. 2013; 2(5):245-52.

41. Agnihotri N, Pathak VK, Khatoon N, Rahman M. Removal of fluoride from water by Moringa oleifera seed residue after oil extraction. Revista Internacional de Investigação Científica e de Engenharia. 2013; 4(10):106-10.

42. Murugan N, Subramanian E. Studies on defluoridation of water by Tamarind seed, an unconventional biosorbent. J Water Health. 2006; 4(4):453-61.

43. Mondal NK, Bhaumik R, Baur T, Das B, Roy P, Datta JK. Studies on Defluoridation of Water by Tea Ash: An Unconventional Biosorbent. Chem Sci Trans. 2012; 1(2):239- 56.

44. Bhaumik R, Mondal NK, Das b, Roy P, Pal KC, Das C et al. Eggshell Powder as an Adsorbent for Removal of Fluoride from Aqueous Solution: Equilibrium, Kinetic and Thermodynamic Studies. E-Journal of Chemistry. 2012; 9(3):1457-80.

45. Jamode AV, Sapkal VS, Jamode VS. Desfluoretação da água utilizando adsorventes baratos. J Indian Inst Sci. 2004; 84:16371.

46. Dahi E, Mtalo F, Njau B, Bregnhj H. Desfluoretação utilizando a técnica de Nalgonda na Tanzânia. Actas da 22ª Conferência da WEDC. 1996; Nova Deli, Índia. 266-8.

47. Modi S, Soni R. Merits and Demerits of different technologies of defluoridation for drinking water. IOSR Journal Of Environmental Science, Toxicology And Food Technology. 2013; 3(2):24-7.

48. Dahi E. Precipitação por contacto para a desfluoretação da água. Actas da 22ª Conferência WEDC. 1996; Nova Deli, Índia. 262-5.

49. Serviço Nacional de Informação sobre Fluoretação. Household water treatment systems for fluoride removal (Sistemas de tratamento de água para uso doméstico para remoção de flúor). Wellington, Nova Zelândia. 2012.

50. Andey S, Labhasetwar PK, Khadse G, Gwala P, Pal P, Deshmukh P.

Performance Evaluation of Solar Power Based Electrolytic Defluoridation Plants in India (Avaliação do desempenho de instalações de desfluoretação electrolítica baseadas na energia solar na Índia). Revista Internacional de Recursos Hídricos e Ambientes Áridos. 2013; 2(3):139-45.

51.		Regulamentos sobre emissões - Parte II. Nova Deli: Conselho Central de Controlo da Poluição (Índia). 1998 Feb; 18 p.

52.		Sunitha V, Reddy MR. Fluoreto em águas subterrâneas e fluorose. Earth Science India [Internet]. 2008 [citado em 2014 junho24		].

	Availablefrom	:

http://www.earthscienceindia.info/popular%20archival/download .php?file=pdf-9.pdf

53.		Reddy R, Deme SR. Fluorosis in Andhra Pradesh [Internet]. [ citedon2014June25		].		Available from:

http://www.fluorosisinandhra.org/research drrajareddy.htm

54.		Bhattacherjee B, Banarjee G, Mukharjee S. Estudo comparativo de vários materiais não convencionais de baixo custo como desfluoretantes. Philica [Internet]. 2009 [citado em 2014 junho 25]. Disponível em		:

http://philica.com/printer article.php?article id=161

55.		Jecobson P, Dahi E. Bone char based bucket defluoridator in tanzanian households.		In: Dahi E, Nielsen JM, editores.
Actas do 2º Workshop Internacional sobre Prevenção da Fluorose e Desfluoretação da Água. 19-25 de novembro de 1997; Nazreth, Etiópia. Nova Zelândia: Sociedade Internacional de Pesquisa sobre Fluoretos. 156-9.

56.		Bravo A, Bregnhoj H, Sakolnakorn JPN, Rattanapibool N. Demand Responsive Fluorosis Prevention in a village in Thailand. Em: Dahi E, Rajchagool S, Osiriphan N, editores. Actas do 3º Workshop Internacional sobre Prevenção da Fluorose e Desfluoretação da Água. 2000 Nov 20-24; Chiang Mai, Thialand. 111-9.

57.		Nasakolnakorn JP. Meios e Modo de Fornecer Informação às Pessoas na sua Prevenção da Fluorose. In: Dahi E, Rajchagool S, editores. Actas do 4º Workshop Internacional sobre Prevenção da Fluorose e Desfluoretação da Água. 2004 Mar 2-6; Colombo, Sri Lanka. 66-72.

58.		Vaish AK, Vaish P. Um estudo de caso da mitigação da fluorose no distrito de Dungarpur, Rajasthan, Índia. Em: Dahi E, Rajchagool S, Osiriphan N, editores.

Actas do 3° Workshop Internacional sobre Prevenção da Fluorose e Desfluoretação da Água. 20-24 de novembro de 2000; Chiang Mai, Thialand. 97-104.

59.     Gautam A, Tripathi RC. Fluoride Testing And Fluorosis Mitigation In Sonebhadra District [Internet]. 2009 [citado em 2014 Jun27     ].
        Availablefrom     :
https://ideas.repec.Org/p/ess/wpaper/id1853.html

60.     Fluoride Testing And Fluorosis Mitigation In Nuapada District Orissa: A Small Pilot-Scale Exercise [Internet]. [citado em 2014 junho27     ].
        Availablefrom     :
http://peoplesscienceinstitute.org/PDF's/EQMG/FLUORIDE%20
TESTING%20AND%20FLUOROSIS%20MITIGATION%20IN% 20NUAPADA.pdf

61.     Instituto de Ciências do Povo, Dehradun. Vasudha Vikas Sansthan (Dhar). Water Aid, Índia. Relatório sobre o programa de mitigação da fluorose no distrito de Dhar (M.P.). 40 p.

62.     Arghyam. Sachetana Plus: Projeto de mitigação de fluoretos. 2009. 7 p.

63.     Narayana AS, Khandare AL, Krishnamurthi MVRS. Mitigation of Fluorosis in Nalgonda District Villages (Mitigação da Fluorose nas Aldeias do Distrito de Nalgonda). In: Dahi E, Rajchagool S, editores. Actas do 4° Workshop Internacional sobre Prevenção da Fluorose e Desfluoretação da Água. 2004 Mar 2-6; Colombo, Sri Lanka. 98-106.

64.     NEERI, UNICEF. Mitigação Integrada da Fluorose. 2007. 86 p.

65.     Majumdar KK, Sundarraj SN. Health Impact of Supplying Safe Drinking Water on Patients Having Various Clinical Manifestations of Fluorosis in an Endemic Village of West Bengal (Impacto na Saúde do Fornecimento de Água Potável Segura a Pacientes com Várias Manifestações Clínicas de Fluorose numa Aldeia Endémica de Bengala Ocidental). J Family Med Prim Care. 2013; 2(1):74-8.

66.     Centro de Mitigação da Fluorose [Internt]. [citado em 2014 junho 30].Disponível em: www.inrem.in/fluorosis/pdf/FMC.pdf

67.     Departamento de Abastecimento de Água Potável, Ministério do Desenvolvimento Rural, Governo da Índia. Missão Nacional de Água Potável Rajiv Gandhi, Programa Nacional de Água Potável Rural. 2010. 46 p.

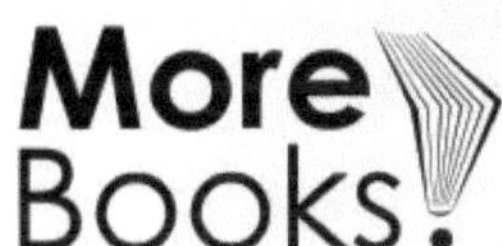


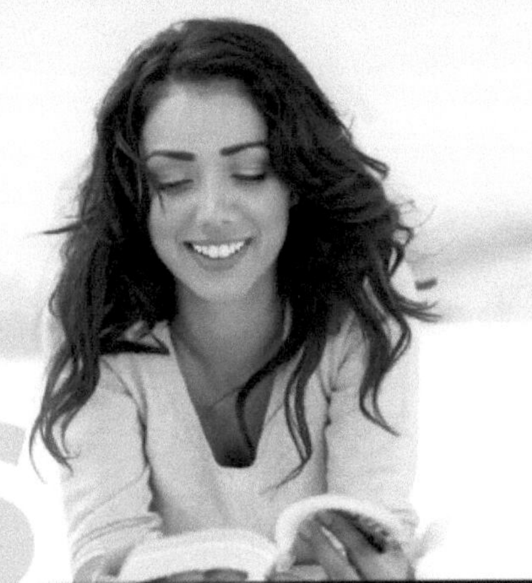

# yes I want morebooks!

Buy your books fast and straightforward online - at one of world's fastest growing online book stores! Environmentally sound due to Print-on-Demand technologies.

Buy your books online at
**www.morebooks.shop**

Compre os seus livros mais rápido e diretamente na internet, em uma das livrarias on-line com o maior crescimento no mundo! Produção que protege o meio ambiente através das tecnologias de impressão sob demanda.

Compre os seus livros on-line em
**www.morebooks.shop**

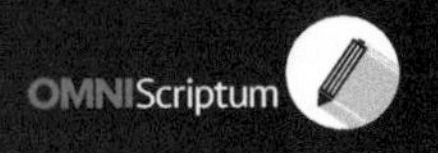

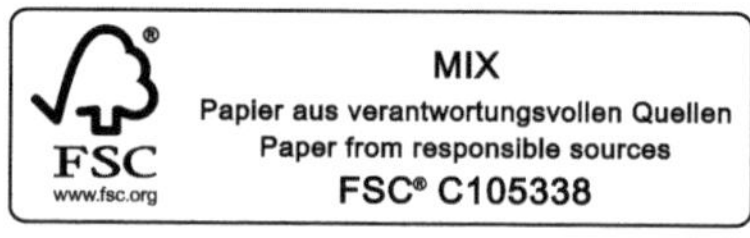